Flacher Bauch über Nacht

57 Jahre altes Model enthüllt: Mit welchen Blitz-Diäten Sie schnell schlank werden können und wie das Abnehmen im Schlaf wirklich funktioniert

Helena Welter

Achtung, Gratis-Bonusheft!

Mit dem Kauf dieses Buches haben Sie ein kostenloses Bonusheft erworben. Dieses steht nur eine begrenzte Zeit zum Download zur Verfügung. Alle Informationen, wie Sie sich schnell das Gratis-Bonusheft sichern können, finden Sie am Ende dieses Buches.

Inhaltsverzeichnis

Einleitung

Der vorliegende Ratgeber behandelt das Thema *Abnehmen über Nacht* aus zwei Sichtweisen: Zum einen als *schnelles Abnehmen* mit Antworten auf die Frage „Wie kann ich am schnellsten an Gewicht verlieren?" Zum anderen wird das *Abnehmen über Nacht* wortwörtlich als solches ausgelegt, sodass Sie ein ausführliches Diätkonzept erhalten, mit dem Sie eine langfristige Gewichtsreduktion angehen können.

Wieso handelt dieses Werk von diesen beiden Themen und gibt Ihnen sowohl Ratschläge zum schnellen Abnehmen als auch ein festes Konzept zu einer Nacht-Diät mit auf den Weg?

Hierfür bestehen mehrere Gründe: Hauptsächlich besteht der Ansporn, Ihnen die größtmögliche Dichte an Informationen zu bieten und Ihnen mehrere Lösungen für das Erreichen Ihres Wunschgewichts zu weisen. Eine Herausforderung hierbei ist, dass das Ziel „Wunschgewicht" nicht immer das Gleiche bedeutet. Denn einige Personen streben nur eine Blitz-Diät im Hinblick auf ein bestimmtes Ereignis an, während andere wiederum langfristig abnehmen möchten.

Um beiden Personengruppen gerecht zu werden, wird im ersten Teil dieses Buches beleuchtet, wie Sie in möglichst kurzer Zeit möglichst viel an Gewicht verlieren, um *förmlich über Nacht* abzunehmen. Was Sie in diesem ersten Abschnitt mit den Blitz-Diäten erfahren werden, geht über den Horizont der riskanten Crash-Diäten im Internet und in Magazinen hinaus. Heutzutage, in unserer schnelllebigen Zeit, in der wir beim Spagat zwischen Berufs- und Privatleben verweilen, ist das Angebot an Crash-Diäten groß, da sie eine große Zielgruppe ansprechen. Und ebenso groß ist die Masse an Redakteuren, die einzelne Blitz-Diäten nicht kritisch hinterfragen, sondern aus Gründen der Reichweite alles Erdenkliche an die Menge ausspielen. So ist eine Vielzahl der öffentlich bekannten Schnell-Diäten mit dem unmittelbaren Risiko einer Unter- oder Mangelernährung verknüpft. Dieses Buch greift eben diese sogenannten *schwarzen Schafe* auf und erklärt Ihnen, welche Risiken sich dahinter verbergen und welche Konzepte zu meiden sind. Der weitaus größere Nutzen erwartet Sie allerdings in den darauffolgenden Kapiteln, die Ihnen die richtigen Blitz-Diäten vermitteln; mit „richtig" ist gemeint: Schnell zielführend, gesundheitlich unbedenklich UND zugleich als langfristiges Konzept nutzbar, falls Sie nach einer Woche erfolgreicher Gewichtsreduktion die Ambition verspüren sollten, länger und nachhaltiger an Ihren Zielen zu arbeiten. Obendrein sorgen umfassende Ratschläge für natürliche Fatburner dafür, dass Sie verstärkt von Lebensmitteln Gebrauch machen, die die Fettverbrennung minimal, aber im Zusammenspiel mit den Blitz-Diäten effektiv, unterstützen.

Im Anschluss an Blitz-Diäten folgt der zweite Abschnitt, der Ihnen ein langfristiges Konzept bringt, falls Sie nicht nach einer schnellen Gewichtsreduktion, sondern von vornherein nach einer nachhaltigen Lösung suchen. Diese nachhaltige Lösung macht sich – deswegen der Name *Abnehmen über Nacht* – die für die Gesundheit essenzielle Wirkung eines erholsamen Schlafs zunutze.

Abnehmen über Nacht: Was zunächst wie bei den Blitz-Diäten inflationär optimistischen Werbesprüchen ähneln mag, hält tatsächlich einer wissenschaftlichen Prüfung stand! Dies wiederum eröffnet Ihnen komfortable Möglichkeiten zur Gestaltung einer Diät. Falls Sie bisher mit Hungerkuren zu kämpfen hatten, aus verschiedenen Gründen an Diäten gescheitert sind und/oder bei dem ersten Abschnitt des Buches zum schnellen Abnehmen gewisse Zweifel bekommen haben, so finden Sie in der Nacht-Diät den Schlüssel zu einer höheren Erfolgswahrscheinlichkeit. Zwar wird

Ihnen auch beim Abnehmen über Nacht kein Erfolg geschenkt, doch ist der Weg zum Erfolg hier für so manchen ein leichterer.

Aber was macht das Abnehmen über Nacht so erfolgreich und aussichtsreich?

Das „Abnehmen über Nacht" richtet sich mit seinem Gesamtkonzept danach aus, die Fettverbrennung während des Schlafs zu optimieren. Dies gelingt dieser Diät-Form dadurch, dass Kohlenhydrate am Abend strikt gemieden werden. So bleibt eine Insulinausschüttung aus, die die Fettverbrennung behindern würde. Welche Rolle das Hormon Insulin spielt, werden Sie im Laufe dieses Buches noch eingehend erfahren. Stichwort Hormone: Jene Stoffe spielen im Allgemeinen eine wichtige Rolle bei dem Erfolg oder Misserfolg von Diäten sowie dem menschlichen Wohlbefinden. Mit den Erkenntnissen dieses Buches werden Sie die Chance erhalten, Herrin bzw. Herr Ihres Hormonspiegels zu werden. Damit ist gemeint, dass eine gesunde Ernährung sowie ein gesundes Schlafverhalten und weitere Maßnahmen des Abnehmens über Nacht positive Entwicklungen Ihres Hormonspiegels begünstigen werden. Dies birgt folgende potenzielle Effekte:

- Linderung – oder gar komplette Beseitigung – der Symptome und Beschwerden der Wechseljahre
- Steigerung des geistigen und körperlichen Wohlbefindens
- Beschleunigung des Diät-Erfolgs
- Optimierung des Lebenswandels

Über allem steht jedoch die Reduktion Ihres Gewichts und das Erreichen Ihrer Traumfigur! In erster Linie deswegen haben Sie schließlich dieses Buch in der Hand, welches Ihnen dabei helfen soll, ein Problem zu lösen, welches Sie schon seit geraumer Zeit beschäftigt. Und dieses Buch *wird* Ihnen auch helfen, Ihr Ziel zu erreichen, sofern Sie die Ratschläge umsetzen.

Rein auf die Grundbestandteile des Ernährungskonzepts zerlegt, handelt es sich bei dem in diesem Ratgeber beschriebenen Abnehmen über Nacht um eine Insulin-Trennkost. Das Konzept folgt dem bereits bekannten Prinzip der SiS-Ernährung (**S**chlank **i**m **S**chlaf), setzt allerdings gleichwohl eigene Akzente. Denn wird bei der SiS-Ernährung den Fetten nur eine geringe Bedeutung beigemessen, so berücksichtigt dieser Ratgeber die wichtige Rolle des Nährstoffs Fett in einer vollwertigen und gesunden Ernährung. Dementsprechend erhalten Sie im Verlauf dieses Buches eine umfangreiche Anleitung, um ohne Unter- oder Mangelernährung Ihren Körper gesundheitlich zu fördern. Die Tatsache, dass bei alledem auf eine abwechslungsreiche Wahl der Nahrungsmittel Wert gelegt wird, hat zur Folge, dass Ihnen die Diät in der Umsetzung umso leichter fällt!

Doch wer eine Diät bereits einmal erfolgreich durchgeführt hat, weiß, dass es auf mehr als nur die bloße Ernährung ankommt ...

Tatsächlich beinhaltet das ganzheitliche Konzept des Abnehmens über Nacht mehr als nur ausführliche Hinweise zur Ernährung. Dabei ist nicht unbedingt die Integration von sportlicher Betätigung gemeint – selbstverständlich werden Sie auch dazu Hinweise erhalten –, sondern allem voran die Schaffung eines entspannten und stressfreien Lebensstils bzw. Alltags. Denn wer über Nacht abnehmen möchte, der ist mit einem erholsamen Schlaf ohne nächtliche Zwischenmahlzeiten gut beraten. Dies ist heutzutage allerdings keine Selbstverständlichkeit ...

Es heißt vereinzelt, dass Schlaf dem Erreichen der Ziele im Wege stünde. Geflügelte Sprüche wie „Man kann ausreichend schlafen, wenn man tot ist" transportieren den Zeitgeist der heutigen schnelllebigen Zeit nur allzu deutlich. So kommt es zwischen Nachtschicht und/oder nächtlichem Fernsehprogramm ein ums andere Mal zum Mitternachtssnack. Fühlen Sie sich angesprochen? Ob die Antwort ein „Ja" oder ein „Nein" ist, spielt keine Rolle. Denn Fakt ist: Beim Abnehmen über Nacht lernen Sie eine neue Art kennen, die Nacht zu verbringen; entspannt, ohne das Gedankenkarussell des Alltags und stattdessen mit reichlich Erholung für einen erfolgreichen Tag.

Wie Sie also sehen können, profitieren Sie vielfältig: Dieses Buch maßt sich nicht an, in die Rolle eines Lebensratgebers zu schlüpfen. Ebenso wenig ist es dessen Ziel, Ihr Leben umzukrempeln. Im Vordergrund steht die Vorstellung eines Diätkonzepts, welches alle Anerkennung verdient und Ihnen neue sowie mannigfaltige Perspektiven eröffnet. Begegnen Sie dem offen und lesen Sie sich auch gern die Ratschläge zur Umsetzung eines stressfreien Alltags durch. Denn wie Sie erkennen werden: Der Erfolg einer Diät ist abhängig von diversen Faktoren, die neben dem bereits bekannten Sport auch den Alltagsablauf und den Lebensstil umfassen, um Ihnen nur einen groben ersten Eindruck zu verschaffen.

Streben Sie eine schnelle Gewichtsreduktion mit Blick auf ein bestimmtes Ereignis an?

Möchten Sie zeitsparend abnehmen und nebenbei mit hoher Leistungsfähigkeit Ihrem Beruf nachgehen?

Ist es Ihr Ziel, ein neues körperliches Wohlbefinden zu erschließen und sich körperlich sowie im Geiste absolut fit zu fühlen?

Träumen Sie davon, eine Diät endlich von Anfang bis Ende durchzuziehen, keinen Jojo-Effekt zu erleiden und am Ende Ihre Figur entscheidend zu verbessern?

Dann sind Sie herzlich eingeladen, diesen Weg in den folgenden Abschnitten zu gehen – mit voller Überzeugung und diversen interessanten neuen Fakten, die Sie bisher über Ihren Körper und Diäten nicht wussten.

Frohes Schaffen!

Warum sind schnelle Diäten so begehrt?

Übergewichtige Menschen streben häufig eine Gewichtsreduktion an; häufig, weil es nur eine geringe Anzahl an Personen gibt, die sich mit Übergewicht so akzeptieren, wie sie sind. Denn auch wenn manche mit ihrem Körpergewicht und Körperbau zufrieden sind, gibt es eine weitaus größere Menge an Personen, die den überschüssigen Pfunden den Kampf ansagen möchte. Dabei gilt: Je schneller das jeweilige Ziel erreicht wird, umso besser. Allerdings lehrt das Leben, dass für einige Dinge Geduld erforderlich ist – auch bei Diäten! Oder etwa nicht? Geht es nach Internet, Fernsehen und weiteren Medien, so ist bei Diäten Geduld nicht unbedingt notwendig. Sie wecken bei Menschen die Vorstellung, eine Diät könne schnell UND erfolgreich erfolgen. Eine allzu verlockende Vorstellung ...

Das größte Ziel ist das persönliche Glück

Letzten Endes trachten die Menschen nach dem, was als Glück bezeichnet wird. Es handelt sich um einen Zustand, in dem absolute Vollkommenheit in allen Bereichen besteht, die für einen persönlich wichtig sind:

- Familie
- Karriere
- Gesundheit
- Selbstbewusstsein
- Freizeit

Wie jede Person die einzelnen Bereiche gewichtet und somit das Glück definiert, ist eine andere Sache und soll nicht näher thematisiert werden. Tatsache ist jedoch, dass das eigene Erscheinungsbild einen starken Einfluss auf das Wohlbefinden und somit eine Komponente des persönlichen Glücks ausübt. Es zeigt sich folglich, dass die Gründe fürs Abnehmen – über das bloße Glücksempfinden hinausgehend – sehr verschieden sein können.

So definiert die eigene Figur das persönliche Glück!

Es lassen sich Unterschiede dahingehend ausmachen, wie Mann und Frau mit der eigenen Figur und somit mit ihrem Körpergewicht umgehen. So sind Männer hauptsächlich erst dann alarmiert, wenn sich ernsthafte gesundheitliche Probleme ergeben, wie beispielsweise Gichtentstehung oder Gefäßerkrankungen. Frauen wiederum machen sich weitaus mehr Gedanken um die Figur und sind neben dem gesundheitlichen Aspekt ebenso im Hinblick auf die Außenwahrnehmung kritisch mit sich selbst. Dementsprechend fühlen sich übergewichtige Frauen des Öfteren unattraktiv, bemängeln die geringere Kleidungsauswahl und leiden unter geringerem Selbstbewusstsein. Es soll hier keineswegs pauschalisiert und kategorisiert werden, doch diese Tendenz zum unterschiedlichen Umgang mit dem eigenen Körpergewicht zwischen Frau und Mann bestätigt sich bei einer Analyse der breiten Masse an Übergewichtigen. Nicht unbegründet richten sich die Zeitschriften für Frauen stark an folgenden Themen aus:

- Mode
- Wellness & Beauty
- Ernährung
- Models & Royals

Die Themen sind interessant, zweifelsohne hängen sie aber stets mit Schönheitsidealen zusammen oder richten sich an eine Klientel mit einer Idealfigur – und „ideal" bedeutet in diesem Kontext „nicht übergewichtig". Für Frauen, die sich akzeptieren und, so wie sie sind, selbstbewusst fühlen, sind solche Themen kein Problem. Auch gehen Sie in den Straßen ohne Neid oder mangelndes Selbstwertgefühl an schlanken Personen vorbei. Allerdings lassen sich bei vielen Frauen andere Denkmuster ausmachen, die sie für die schnellen Diätversprechen der Lebensmittelindustrie, Promis, Öffentlichkeiten und weiterer Quellen empfänglich machen.

Warum muss es schnell gehen?

Zur Beantwortung dieser Frage beginnen wir mit einer Definition des Wortes „Diät". Denn bereits hier lässt sich das Missverständnis erkennen, welches zu schnellen Diäten verleitet. Bei diesem Gedanken setzt auch die Akademie für Sport und Gesundheit an und bringt es in einem Artikel ihres Magazins (Viele Diäten scheitern – aber warum?) auf den Punkt:

„Viele verstehen unter dem Begriff (gemeint ist der Begriff „Diät"; Anm.) eine „zeitweise Ernährungsumstellung mit dem Ziel einer Gewichtsreduktion". Legt man allerdings die Wortherkunft zugrunde, so bedeutet Diät eher „Lebensführung" oder „Lebensweise" und meint in dem Sinne das genaue Gegenteil – nämlich eine dauerhafte Veränderung der Ernährungsform."

An dieser Stelle fahren wir selbstständig fort: Wie kann eine schnelle Diät eine dauerhafte Umstellung der Ernährung herbeirufen? Hungerkuren und Radikaldiäten sind nur Momentaufnahmen. Selbst wenn sie Sie zum Ziel führen, lassen diese Diätformen jegliche Form von Anleitung vermissen, wie es am Ziel angekommen weitergeht. Also kommt es in vielen Fällen dazu, dass Personen schnell wieder an Gewicht zunehmen, weil sie zu den früheren Gewohnheiten zurückkehren. Zu der Problematik rund um die Blitz-Diäten werden Sie im folgenden Kapitel Näheres erfahren. Hier geht es zunächst um die Frage, **warum** es bei Diäten schnell gehen muss bzw. soll.

Das entscheidende Stichwort gibt uns das obige Zitat mit auf den Weg: Lebensweise.

Schnelle Diäten durch schnelllebige Lebensweise

Der Aspekt der Schnelllebigkeit macht sich in unserem Alltag zunehmend bemerkbar. Grund dafür ist die Vernetzung, die sich mit jedem Jahr ausweitet. Erfindungen wie Smart-Home machen es möglich, die gesamte Wohnung zu vernetzen und Heizungen sowie Kaffeemaschinen so einzustellen, dass man im Winter morgens direkt ins warme Wohnzimmer geht, welches automatisiert erst eine halbe Stunde zuvor mit dem Heizen begann, und der heiße Kaffee einen einladend empfängt. Unternehmen im Internet generieren mehr Daten denn je über die Bevölkerung, die Kunden sowie den Markt. Computerprogramme in Privat- sowie Unternehmensnutzung optimieren sich mittlerweile von selbst.

Einige dieser Dinge tun uns gut und steigern den Komfort, andere wiederum stellen uns vor neue Herausforderungen aufgrund der gestiegenen Erwartungen. Letzten Endes gewinnen wir auf der einen Seite durch praktische Erfindungen Zeit, die auf der anderen Seite jedoch verloren geht. Allem voran fiel es der Menschheit in der Geschichte bisweilen schwer, mit dem technologischen Fortschritt Schritt zu halten: Man spricht von einem exponentiellen Wachstum, was bedeutet, dass das Wachstum bzw. der Fortschritt sich stets beschleunigt. Diese Veränderungen wirken schnell auf den Alltag ein und lassen eine schnelllebige Lebensweise entstehen. Wir stehen zwischen der Frage, wann wir uns welchen der vielen auf uns wirkenden Reizen widmen. So kommt es dazu, dass mehrere Dinge zur gleichen Zeit gemacht werden:

- Essen und fernsehen
- Reden und übers Smartphone im Internet surfen
- Arbeiten und für den Abend planen

Es kristallisiert sich das Problem heraus, dass die vielen Reize zur gleichzeitigen Ausübung mehrerer Tätigkeiten animieren. Wir etablieren dieses Verhalten derart stark in uns, dass es sich sogar auf die Gedankenwelt sowie unseren Umgang mit Kontakten und die Wertschätzung ihnen gegenüber überträgt. Ein Interview mit Univ. Prof. Dr. Christoph Stuppäck, dem Leiter der Universitätsklinik für Psychiatrie und Psychotherapie I an der Salzburger Christian-Doppler-Klinik, bestätigt diesen Eindruck. So bewirkten der Informationsaustausch zwischen Menschen in Minutenschnelle und das erhöhte Arbeitstempo sogar die Entstehung psychischer Probleme.

Auswirkungen auf die Ernährung: Zuerst die Begünstigung ungesunder Ernährung, dann die Hoffnung auf eine schnelle Fehlerkorrektur

Nun offenbaren die bisherigen Ausführungen keinen Zusammenhang zur Ernährung. Allerdings zeigen sich bei genauer Untersuchung diverse Zusammenhänge.

Beispielsweise lässt sich direkt ein Punkt aus der Aufzählung im letzten Abschnitt, nämlich „Essen und Fernsehen", aufgreifen: Das Essen unter Ablenkung steht der achtsamen Wahrnehmung im

Wege. Dies mindert nicht nur den Genuss des Essens, sondern hat unmittelbare Auswirkungen auf das Essverhalten. Die Geschwindigkeit beim Essen nimmt zu, was wiederum dazu führt, dass das Sättigungsgefühl später einsetzt. Beim Sättigungsgefühl handelt es sich um ein komplexes Signal des Körpers, welches das Zusammenspiel von Hunger und Sättigung regelt. Haben wir Hunger, so essen wir. Sind wir gesättigt, hören wir mit dem Essen auf. Jedoch braucht die Magenwand einige Zeit, bis eine Dehnung eintritt. Bedeutet im Umkehrschluss: Beschleunigtes Essen führt dazu, dass die Dehnung der Magenwand erst nach einiger Zeit vom Gehirn über die Nervenleitbahnen registriert wird, sodass wir „über den Hunger essen". So wird Übergewicht gefördert.

Darüber hinaus hat die Entwicklung der Menschheit gestiegene Ansprüche mit sich gebracht, die uns vermehrt im Trubel der Pflichten und Aktivitäten des Alltags fordern. So wird frisches und gesundes Essen zur Nebensache. Passenderweise gibt es Fast Food als große Entwicklung der letzten Jahrzehnte ebenso wie das Fertigessen, welches in Minutenschnelle zubereitet ist. Es kommt also zu diversen Fehlern in der Ernährung; Fehler dahingehend, als dass die folgenden Faktoren der Gesundheit schaden:

- Hoher Zuckerkonsum in fertigen Lebensmitteln
- Zahlreiche Zusatz- und Konservierungsstoffe
- Schnelles Essen unter Ablenkung
- Unregelmäßige Nahrungseinnahme

Diese beispielhaften Aspekte fördern die Entwicklung von Übergewicht, unangenehme Heißhungerattacken, Verdauungsprobleme und sogar die Entstehung von Krankheiten.

Eben diese Schnelllebigkeit, die einen mutmaßlich großen Anteil an der Entstehung von Übergewicht hat, begünstigt zudem die

Entwicklung entsprechender Lösungen: Hierbei geht es um die Blitz-Diäten. Doch das Problem bei diesen Lösungen ist, dass die Blitz-Diäten sich nahtlos in das Gesamtbild der Schnelllebigkeit einfügen und Übel mit Übel zu bekämpfen versuchen. Mit Letzterem ist gemeint, dass nicht bei der Entschleunigung und Etablierung gesunder Lebensweise angesetzt wird, sondern die Schnelllebigkeit zum essenziellen Charakteristikum der Diät wird. Diese Schnelllebigkeit steht allerdings jedweder Nachhaltigkeit und der Kreation neuer und zielführender Essgewohnheiten im Weg.

Blitz-Diäten passen in die gewohnte Lebensweise

Da der Mensch das schnelle Leben auf verschiedensten Ebenen des Alltags – z. B. Beruf, Hobbys, Digitalisierung – gewohnt ist, neigt er dazu, Blitz-Diäten wohlwollend und mit der Hoffnung auf eine adäquate Hilfestellung bei der Gewichtsreduktion aufzunehmen. Häufig entsteht der Gedanke, Blitz-Diäten zu beginnen, sogar aus purer Spontanität wegen eines Anlasses oder eines Erlebnisses:

- Der Abiball der Tochter ist in wenigen Wochen und ich muss gut aussehen!
- Demnächst gibt es die Firmenfeier und ich möchte hervorstechen!
- Es fällt mir seit kurzem zunehmend schwer, passende Kleidung zu finden!

Dann wird die Entscheidung getroffen, schnell abzunehmen. Es erfolgt kaum eine Vorbereitung und ebenso mangelt es an einem Plan für die Zeit nach der Diät. An dieser Stelle wird deutlich, dass eine Diät mit einer Umstellung der Lebensweise einhergehen muss, wenn der Diäterfolg dauerhaft sein soll.

7

Zusammenfassung: Schnelle Diäten passen zur heutigen Zeit

Die Beliebtheit und die hohe Nachfrage nach schnellen Diäten sind mit unserer heutigen Lebensweise bereits ausreichend begründet. Es entsteht ein Wunsch, der auf einer spontanen Idee basiert oder sich mit der Zeit anstaut; dabei handelt es sich um den Wunsch, Gewicht zu verlieren – möglichst schnell! Doch Schnelligkeit bringt keine Nachhaltigkeit mit sich. Dieses Wissen sowie weitere Informationen über ordnungsgemäße Diäten sind leider vielen Personen vorenthalten. Sie hingegen werden im Laufe dieses Buches alle benötigten Informationen erhalten. Doch vorab fühlen wir den verschiedenen Blitz-Diäten auf den Zahn, damit Sie sich auf keine Konzepte mit Defiziten einlassen.

Schnelles Abnehmen – geht das überhaupt auf gesunde Weise?

Während das wortwörtliche *Abnehmen über Nacht* Ihnen ein festes Konzept zur nachhaltigen Umstellung Ihrer Ernährungsweise mit auf den Weg gibt, ist es bei den Blitz-Diäten anders. Diese zeichnen sich dadurch aus, in erster Linie möglichst schnell möglichst viel an Gewicht zu verlieren. In diesem Kapitel widmen wir uns vorab den grundlegenden Dingen:

- Möglichkeiten und Grenzen beim schnellen Abnehmen
- Wichtige Werkzeuge zur Beschleunigung von Diäten
- Erklärungen, welche Methoden ungeeignet sind
- Erster Überblick über geeignete Mittel und Wege

Die einzelnen Mittel und Wege werden schließlich im Rest des Buches behandelt und Sie erhalten Hinweise, wie Sie die geeignete Methode für Ihre Zwecke finden.

Was ist eine Blitz-Diät?

Eine einheitliche Definition der Begriffe *Blitz-Diät* und *schnelles Abnehmen* existiert nicht. Im Grunde genommen ist eine Blitz-Diät immer das Resultat zweier Komponenten: Marketing und öffentliche Wahrnehmung.

Wenn ein Promi oder ein Supplementhersteller ein bestimmtes Konzept vermarktet und dabei eine hohe Fettreduktion in einem geringen Zeitraum in Aussicht stellt, kann bereits von einer Blitz-Diät die Rede sein. Was nun eine „hohe Fettreduktion in einem kurzen Zeitraum" bedeuten mag, wird individuell ausgelegt. Meistens sind es bereits die bloßen Wortkombinationen „hohe Fettreduktion" und „geringer Zeitraum", die ausreichen, um Kunden zu locken und zum Kauf teurer Programme oder Supplemente zu bewegen. Dies ist also die Komponente Marketing, die Blitz-Diäten nach eigenem Ermessen definiert.

Neben dem Marketing entscheidet die öffentliche Wahrnehmung darüber, was eine Blitz-Diät ist. So kann es beispielsweise sein, dass ein Konzept als eine Diät vermarktet wird, Kunden damit positive Erfahrungen machen und in kurzer Zeit ihr Gewicht reduzieren, was wiederum dazu führt, dass plötzlich durch Empfehlungen in Kundengruppen eine Diät als Blitz-Diät berühmt wird.

Halten wir also fest: Für den Begriff der Blitz-Diät gibt es keine einheitliche Definition, was dazu führt, dass bei individueller Auslegung viele Diäten dieses Abzeichen erhalten können. Prägnante Merkmale dieser Diäten sind in einem Vergleich:

- Schnelle Gewichtsreduktion in kurzer Zeit
- Eventuell Einsatz von Supplementen als Ergänzung zu Lebensmitteln
- Einfacher Weg zum Idealgewicht
- Sport ist unnötig oder spielt nur eine geringe Rolle

Die Probleme bei einer Blitz-Diät

Zwar stellt Ihnen dieser Ratgeber geeignete Blitz-Diäten sowie die vielversprechendsten Methoden und Mittel zum schnellen Abnehmen vor. Dennoch wird darauf hingewiesen, dass Blitz-Diäten einige Probleme mit sich bringen. Die folgenden Absätze führen aus ...

Elementare Faktoren, die eine gesunde Diät abdecken sollte, gehen bereits bei der Werbung für Blitz-Diäten häufig unter: So sucht man nach Stichworten wie *Nachhaltigkeit*, *Abwechslung* und *Lebensqualität* bei vielen Konzepten vergeblich. Die Diäten locken also die Verbraucher mit den in einer schnelllebigen Welt wichtigen Träumen, schnell gewisse Ziele zu erreichen. Gesundheitlich nachhaltige Aspekte spielen häufig keine Rolle. Dies hat zur Folge, dass bei Blitz-Diäten ohne Nahrungsergänzungsmittel häufig eine einseitige Ernährung das Ergebnis ist, welche obendrein den Vitalstoffbedarf nicht abdeckt. Solch eine Diät ist schwierig durchzustehen, und nach der Diät ist die Freude so groß, es geschafft zu haben, dass der Lebensmittelkonsum unter Umständen außer Fugen gerät: Der radikal an eine Kalorienreduktion gewohnte Körper reduziert seinen Verbrauch während der Diät, um plötzlich nach Ende der Diät eine radikale Steigerung der Kalorienzufuhr zu erfahren. Es kommt zum Jojo-Effekt, der zu einer erneuten Gewichtszunahme führt. Bei Blitz-Diäten, die den Einsatz hochwertiger Supplemente vorsehen, ist zwar der Vitalstoffbedarf abgedeckt, die Nahrungsmittelzufuhr wird jedoch noch radikaler begrenzt. Hier fällt die Gefahr des Jojo-Effekts tendenziell noch stärker ins Gewicht. Bereits die DGE (Deutsche Gesellschaft für Ernährung) fällte im Jahr 2014 ein Urteil, an welchem sich bis heute nichts geändert hat und welches den Blitz-Diäten keine Unbedenklichkeit bescheinigt.

Trotz dieser Umstände haben Blitz-Diäten auch ihre positiven Aspekte. Dazu gehört beispielsweise neben der bloßen Gewichtsreduktion die psychische Komponente: Zwar mag eine stark einschränkende und strenge Auflagen mit sich bringende Diätform auf der einen Seite zusetzen und schwieriger durchzustehen sein als eine langfristig ausgelegte Diät, aber dafür bringt sie umso schnellere Fortschritte mit sich. Dies motiviert Sie und gibt Ihnen den Anreiz, unter Umständen ein langfristiges Diätkonzept zu beginnen, welches Sie nachhaltig zu Ihrem Ziel führt. Darüber hinaus wichtig: Wann immer Sie eine schnelle Gewichtsreduktion für einen bestimmten Anlass anstreben, ist die Blitz-Diät ohnehin die einzige Chance, das Ziel zu erreichen.

Damit die Blitz-Diät ihre positiven Effekte entfaltet und es im Anschluss nicht zu Jojo-Effekten mit Gewichtszunahme kommt, hier einige Hinweise zur Zeit nach der Diät:

- Führen Sie Ihren Organismus langsam an eine normale Kalorienzufuhr zurück.
- Treiben Sie zumindest nach der Diät etwas Sport, um dadurch in der Rückkehr zur höheren Kalorienzufuhr dem Jojo-Effekt durch den gestiegenen Kalorienverbrauch entgegenzuwirken.
- Idealerweise schließen Sie an die Blitz-Diät ein nachhaltigeres und langfristig angelegtes Diätkonzept an, um an der positiven Entwicklung der Gewichtsreduktion festzuhalten.

Diese Tipps sind kein Muss. Sollte es Ihnen unwichtig sein, das Gewicht langfristig zu reduzieren und lediglich das schnelle Abnehmen für ein bestimmtes Ereignis im Fokus stehen, so dürfen Sie diese Tipps ignorieren. Möchten Sie jedoch Ihr geringeres

Gewicht behalten und nicht direkt nach der Diät wieder zunehmen, sind die soeben genannten Tipps eine wichtige Hilfestellung.

Schlussendlich haben Blitz-Diäten den Nachteil der mangelnden Nachhaltigkeit und der Gefahr einer unzureichenden Deckung des Nährstoffbedarfs. Allerdings erweisen Sie sich dahingehend als praktikabel, als dass sie über einen kurzen Zeitraum erfolgen und somit der mögliche Mangel an Vitaminen sowie Mineralstoffen keine gesundheitlichen Risiken mit sich bringen sollte. Besonders vorteilhaft ist der kurze Zeitraum, in welchem eine Gewichtsreduktion gelingt. Sollte es das Ziel sein, langfristig das Gewicht zu senken, lohnt sich eine Blitz-Diät als Einstieg für schnell sichtbare Erfolge und die direkte Ergänzung eines langfristig ausgelegten Diätkonzepts danach.

Wieso bringen Blitz-Diäten eine schnelle Gewichtsreduktion mit sich?

Dass Blitz-Diäten schnelleres Abnehmen ermöglichen, ist nicht nur der radikalen Senkung der Kalorienzufuhr zu verdanken. Grund für den Erfolg der Blitz-Diäten sind bestimmte Auflagen, die sie mit sich bringen und die immer eine Gewichtsreduktion begünstigen. Um zu verstehen, was Blitz-Diäten erfolgreich macht, gehen wir zunächst von einer klassischen Diät aus, die eine verringerte Kalorieneinnahme vorsieht, aber ansonsten auf die gewohnte Ernährung mit einer kohlenhydrat-lastigen Mischkost, wie wir sie heute in Europa größtenteils praktizieren, setzt:

* 50 bis 60 % Kohlenhydrate
* 20 bis 30 % Eiweiß
* 10 bis 20 % Fette

Der Bedarf wird auf verschiedenen Wegen gedeckt. Durch die Abwechslung des Speiseplans ist eine adäquate Versorgung mit dem Großteil an Vitaminen und Mineralstoffen sowie Spurenelementen gewährleistet.

Eine Diät, die sich durch eine solche Nährstoffeinnahme und die Einnahme weniger Kalorien, als man verbraucht, auszeichnet, wird ihre Wirkung haben und mit der Zeit das Körpergewicht reduzieren. Diese klassische Diät war jahrzehntelang die Norm. Doch mit der Weiterentwicklung der Ernährungsforschung wurde festgestellt, dass es Möglichkeiten gibt, das Abnehmen zu beschleunigen, indem Änderungen im Vergleich zu dieser Form der Diät vorgenommen werden. Diese bestehen beispielsweise in den folgenden Punkten:

- Reduktion der Kohlenhydratzufuhr
- Meidung von Zucker
- Auswahl bestimmter Lebensmittel
- Veränderung des Lebensstils
- Einnahme bestimmter Nahrungsergänzungsmittel

Reduktion der Kohlenhydratzufuhr

Eine Reduktion der Kohlenhydratzufuhr bewirkt, dass der Körper schneller die Fettdepots anzapft. Mehrere Ernährungskonzepte, worunter u. a. die ketogene Ernährung und Low Carb fallen, machen sich diesen Effekt zunutze. Als Ersatz für die Kohlenhydrate wird die Einnahme von Fetten gesteigert. Im Laufe der Zeit hat die Wissenschaft erkannt, dass das zuvor geächtete Fett durchaus ein effizienterer Energielieferant als das Kohlenhydrat ist.

Meidung von Zucker

Zucker gehört der Gruppe der Kohlenhydrate an, hat jedoch ein besonderes Alleinstellungsmerkmal: Er ist wesentlich einfacher zusammengesetzt, was zur Folge hat, dass er schneller ins Blut abgegeben wird. Dies sättigt nur kurzfristig, hat eine schnelle

Senkung des Blutzuckerspiegels nach zuvor rapidem Anstieg zur Folge und führt letztendlich zu großem Hunger. Zucker wird auch als Lieferant „leerer Kalorien" bezeichnet; keine Energie, dafür aber Fetteinlagerung und Gewichtszunahme!

Auswahl bestimmter Lebensmittel

Eine Person, die sich unausgewogen und einseitig ernährt, wird unter Umständen trotz des Kaloriendefizits nur unzufriedenstellend abnehmen. Grund hierfür ist, dass die Einnahme bestimmter Nährstoffe Auswirkungen auf die Stoffwechselprozesse des Körpers hat. So führt zum Beispiel ein Jodmangel zu einer Unterfunktion zweier Schilddrüsenhormone, die auf den Erfolg einer Diät und auf das allgemeine Wohlbefinden eine essenzielle Wirkung ausüben.

Veränderung des Lebensstils

Ein Lebensstil, der von Stress geprägt ist, führt zur Ausschüttung von Hormonen, die eine Gewichtszunahme begünstigen – oder aber eine Gewichtsabnahme: Während beispielsweise das Hormon Adrenalin in vermehrter Menge die Fetteinlagerung fördert, ist beim Kortisol das Gegenteil der Fall. Neben Stress spielt auch das Ausmaß an körperlicher Aktivität, die nicht zwingend durch Sport erfolgen muss, eine weiterführende Rolle.

Einnahme bestimmter Nahrungsergänzungsmittel

Die Einnahme von Nahrungsergänzungsmitteln ist ein zweischneidiges Schwert. Während Fatburner häufig in Anbetracht der Versprechungen enttäuschen, sind einzelne Wirkstoffe durchaus ein probates Mittel zur Beschleunigung einer Diät. So regt Koffein die Stoffwechselprozesse an und steigert den Energieverbrauch. Auch

Extrakten bestimmter Pflanzen werden beschleunigende Wirkungen auf die Kalorienverbrennung nachgesagt.

„Ja" zum schnellen Abnehmen, aber Vorsicht bei der Auswahl der Blitz-Diäten

Es gibt schnelle Diäten. Die soeben genannten Beispiele für beschleunigende Mittel bzw. Maßnahmen werden Sie im Laufe dieses Buches als Teil der Blitz-Diäten kennenlernen und wichtige Hinweise zur Umsetzung jeder dieser Diätformen an die Hand erhalten. Im Grunde genommen sollte jede der Diätformen einige der im vorigen Abschnitt vorgestellten Merkmale erhalten, um berechtigte Aussichten auf eine schnelle Gewichtsreduktion zu offerieren. Dies ist jedoch nicht bei allen Diätformen der Fall, weswegen wir uns im Folgenden die Diätformen vor Augen führen, die sich als ungeeignet für eine schnelle Gewichtsreduktion erweisen.

Blitz-Diäten im Faktencheck: Vorsicht bei den folgenden Diätformen!

In dem folgenden Faktencheck unternehmen wir folgende Unterteilung hinsichtlich der Blitz-Diäten:

1. Juice Plus: Die bekannte Diätform mit Nahrungsergänzungsmitteln
2. Ungeeignete Diätformen ohne den Einsatz von Präparaten
   a. Militär-Diät
   b. 24-Stunden-Diät
   c. Gurken-Diät

Erstere zeichnet sich dadurch aus, dass Sie im Zuge der Diät sogenannte Nahrungsergänzungsmittel zu sich nehmen. *Juice Plus* verspricht ein schnelles Abnehmen. Mittlerweile gibt es zu *Juice Plus* namhafte Alternativen. Die bekanntesten sind die Folgenden:

- Nutri Juice
- Nutrilite
- Fairvital

Dies sind relativ bekannte Marken, die allerdings das Prinzip von Juice Plus kopiert haben. *Juice Plus* wird deswegen stellvertretend beleuchtet, auch wenn es Unterschiede zwischen den Anbietern gibt. Aufgrund der nahezu identischen Produktpalette ist die Auseinandersetzung mit Juice Plus ausreichend.

Neben den auf Präparaten basierenden Blitz-Diäten gibt es jene, die ohne Präparate auskommen und dafür besonderen Konzepten folgen: Diese Konzepte können darin bestehen, bestimmte Lebensmittel einzusetzen, ausgewählte Nährstoffe zu meiden oder nur in bestimmten Zeitintervallen zu essen und in anderen wiederum nicht. Welche dieser Konzepte ungeeignet sind, macht einen Teil der folgenden Abschnitte aus.

Juice Plus: Die bekannte Diätform mit den Nahrungsergänzungsmitteln

Juice Plus, oder komplett richtig *Juice PLUS+*, macht im Internet durch negative Berichte verstärkt auf sich aufmerksam. Es tummeln sich Gerüchte, es handele sich bei dem Unternehmen und den Konsumenten der Nahrungsergänzungsmittel um eine Sekte. Darüber hinaus wird der Wert der Supplemente angezweifelt. Angesichts der Preise, die aufgrund der nur als Monatspakete buchbaren Supplemente insgesamt hoch ausfallen, darf der Zweifel am hohen Wert geäußert werden. Des Weiteren würden die

Produkte von Juice Plus keine schnelle Gewichtsreduktion ermöglichen, so die Kritiker.

Unter objektiven Gesichtspunkten sind die Kritiken nur zum Teil berechtigt. Insbesondere der Vorwurf der Sekte entspringt mangelnder Kenntnis der Verbraucher. Die Besonderheit bei *Juice Plus* ist, dass Käufer die Option haben, in die Vertriebsstruktur des Unternehmens aufgenommen zu werden und durch die Vermittlung der Produkte selbst Geld zu verdienen. Da es somit vermehrt Personen gibt, die sich etwas dazuverdienen möchten, kommt es zu häufiger Werbung und dem Eindruck einer Sekte. In Wirklichkeit liegt lediglich eine Vertriebsstruktur vor, die überzeugten Konsumenten und Käufern einen Nebenverdienst ermöglicht. Auch wenn dies vom Unternehmen keineswegs uneigennützig ist, ist es dennoch eine nette Geste gegenüber den Kunden.

Nun zur Sache an sich: Die Supplemente sind nur in mehrmonatigen Rationen erhältlich, jedoch nicht als Einzelkauf. Tatsächlich überzeugen die Supplemente durch einen höheren Nährstoffgehalt als Protein-Riegel oder Shakes aus Drogerien. So enthalten sie beachtliche Werte an Vitaminen, Mineralien und Spurenelementen. Darüber hinaus gibt es einen ausgewogenen Mix der Makronährstoffe Eiweiß, Fett und Kohlenhydrate. Die Inhaltsstoffe variieren jedoch mit dem jeweiligen Supplement. Insgesamt existieren u. a. folgende Produkte bei *Juice Plus*:

- Booster (Koffein-Pulver)
- Shakes (Mahlzeiten-Ersatz)
- Riegel (Mahlzeiten-Ersatz)
- Suppen (Mahlzeiten-Ersatz)
- Kapseln (Gemüse- und Obst-Ersatz)
- Gummibärchen (Gemüse- und Obst-Ersatz)
- Omega-Kapseln (Fettquelle)

Hinweis!

Mehrere der Nahrungsergänzungsmittel weisen einen hohen Gehalt an Beta-Carotin auf. Dieser Mikronährstoff erhöht bei Rauchern bei einer erhöhten Einnahmemenge das Lungenkrebsrisiko. Dementsprechend ist der Einsatz von Juice-Plus-Produkten Rauchern nicht nahezulegen. Grundsätzlich weist die Kombination mehrerer Supplemente das Risiko von Überdosierungen mit Vitaminen auf.

Naheliegend ist: Durch die gesunde Zusammensetzung der Supplemente wird das ursprünglich ungesunde und Übergewicht fördernde Essen gemieden. Die Supplemente werden ihrem teuren Preis gerecht, jedoch bieten sie keine berechtigte Hoffnung auf eine schnelle Gewichtsreduktion. Denn da die Supplemente selbst reichlich Kalorien enthalten und noch dazu die natürlichen Lebensmittel weitere Kalorien liefern, handelt es sich um ein langfristig ausgelegtes Diätkonzept. *Juice Plus* gibt den Kunden hier eine Fülle an Rezepten mit auf den Weg, um die Supplemente mit natürlichen Lebensmitteln zu hochwertigen und schmackhaften Rezepten zu verarbeiten, sodass Produkte des Herstellers für eine langfristige Gewichtsreduktion durchaus in Frage kommen, aber von einer Blitz-Diät kann keineswegs die Rede sein. Zudem sind die nur in umfangreichen Rationen käuflichen Produkte kostspielig.

Ungeeignete Diätformen ohne den Einsatz von Präparaten

Die in den folgenden Abschnitten vorgestellten Diätformen erfolgen ohne den Einsatz von Präparaten. Somit ersparen Sie Ihnen zusätzliche Kosten für Supplemente, bringen dafür aber den Nachteil mit sich, für eine schnelle Gewichtsreduktion ungeeignet zu sein. Es handelt sich um folgende Diätformen:

- Militär-Diät
- 24-Stunden-Diät
- Gurken-Diät

Militär-Diät

Bezüglich der Militär-Diät treten bei einem Blick auf den Speiseplan Fragezeichen sowie Stirnrunzeln auf.

Während es am ersten Tag zum Frühstück eine Scheibe Toast mit Erdnussbutter, Kaffee und einer halben Grapefruit gibt, bringt es das Abendessen am dritten Tag auf eine halbe Banane, eine halbe Dose Thunfisch sowie 64 Gramm Vanilleeis. Tatsächlich steht Vanilleeis an jedem Abend auf dem Programm, mal in einer Kombi mit grünen Erbsen, mal um u. a. Brokkoli und zwei Hotdogs ergänzt. Was von diesem Konzept zu halten ist, beschränkt sich aus ernährungsphysiologischer Sicht auf ein schnelles Urteil, welches dieser Diät jegliche Tauglichkeit abspricht.

Sie werden zwar mit dem Ernährungsplan schnell Gewicht verlieren, jedoch liegt dies an dem hohen Kaloriendefizit. Dieses Kaloriendefizit wird potenziell zur Tortur in der Durchführung, da durch den in vielen verwendeten Nahrungsmitteln enthaltenen Zucker der Blutzuckerspiegel in die Höhe getrieben wird und Heißhunger aufkommt. Hinter der Diät verbirgt sich ein Programm von einwöchiger Dauer, das mit einem Verlust von drei Kilogramm in Relation zur abverlangten Disziplin wenig Ertrag bietet und sich somit kaum lohnt.

Zur Hintergrundgeschichte:

Der Ursprung der Militär-Diät ist nicht genau festlegbar. Weitläufige Behauptungen, die Militär-Diät habe in den USA dem Ziel gedient, Soldaten in kurzer Zeit in Form zu bringen, lassen sich nicht bestätigen. Naheliegend ist, dass die Bezeichnung aus Ver-marktungsgründen gewählt wurde.

24-Stunden-Diät

Eine 24-Stunden-Diät grenzt die Zielgruppe dahingehend ein, als dass sie sich ausschließlich für gesunde und fitte Personen eignet. Grund hierfür ist ein straffes und umfangreiches Sportprogramm, welches die Diät vorsieht. Die Krux an dem Konzept: Es ist lediglich ein Konzept für einen Tag, auf welches eine Rückkehr zur sonstigen Ernährung erfolgt. Somit steht am Ende des Tages als Resultat eine eintägige Hungerkur mit intensiver sportlicher Betätigung. Zwar besteht die Möglichkeit, mit einer Woche Abstand jedes Mal einen Tag mit der 24-Stunden-Diät einzulegen, doch bleibt bei einem solchen Schema ein Wechsel des Körpers in eine konstant erhöhte Fettverbrennung aus. Währenddessen ist der Großteil des verlo-renen Gewichts auf die Entwässerung zurückzuführen. Zwar sind sämtliche Blitz-Diäten auf kurze Zeiträume beschränkt, doch mit lediglich einem Tag Dauer treibt es die 24-Stunden-Diät auf die Spitze. Die Kalorieneinnahme an diesem Tag wird bei Frauen auf 800 Kalorien und bei Männern auf 1.000 Kalorien begrenzt. Letzten Endes ist eine konstante Gewichtsreduktion mit dieser Diätform möglich, aber erfordert zwischen den einzelnen 24-Stunden-Diät-Tagen eine enorme Disziplin, um das Konzept erfolgreich in die Tat umzusetzen.

Zur Hintergrundgeschichte:

Die 24-Stunden-Diät wurde von Ernährungswissenschaftler Prof. Dr. Michael Hamm in Zusammenarbeit mit Diplom-Ökotropho-loge Achim Sam entwickelt. Letzterer behauptete, mit dem Kon-zept acht Kilogramm abgenommen zu haben, wobei er im Ver-laufe mehrerer Wochen mehrmals eine 24-Stunden-Diät einlegte.

Gurken-Diät

Die Gurken-Diät ersetzt kohlenhydrathaltige Lebensmittel im Rahmen der Möglichkeiten durch Gurken. Sollte beispielsweise bisher Fleisch in Weizenröllchen serviert worden sein, so wird nun Fleisch in Rollen aus Gurken serviert. Reis als Beilage zu einem Gericht wird durch eine Gurken-Beilage substituiert. Es gibt ebenso eine andere Variante, bei der Gurken zur Sättigung vor den eigentlichen Mahlzeiten eingenommen werden, um das Hungergefühl zu senken und weniger Kalorien über die Mahlzeiten zu sich zu nehmen. Der Vorteil einer Gurken-Diät ist darin gegeben, dass Gurken wassertreibend wirken und dadurch eine Entwässerung unterstützen, die einen höheren Gewichtsverlust bewirkt. Mit einem Wassergehalt von knapp 95 % ist die Gurke zudem ein kalorienarmes Gemüse. Vitamine und Mineralstoffe sind ebenfalls in hohen Konzentrationen enthalten. Die Gurken-Diät stellt eine Gewichtsreduktion von sieben Kilogramm in einer Woche in Aussicht.

Zur Hintergrundgeschichte:

Ein Ursprung ist nicht bekannt. Aufgrund der häufigen Erwähnung in Zeitschriften ist davon auszugehen, dass die Gurken-Diät der Idee einer Redaktion entspringt, die eine neue trendige Sommer-Diät entwickeln wollte. Dabei ist ein Konzept entstanden, welches in verschiedenen Internetquellen auf verschiedene Weisen definiert wird und somit unklar ist. Aus diesem Grund und wegen der Gefahr der Eintönigkeit, zudem wegen des Mangels an klaren Kalorienbegrenzungen, ist von der Gurken-Diät abzuraten.

Schnelles Abnehmen ist möglich, aber die Einhaltung bestimmter Auflagen ist erforderlich!

Schnell abzunehmen funktioniert nicht durch das einfache Weglassen eines Großteils der bisher täglich eingenommenen Ernährung und ebenso sind die großen Versprechungen der

Supplement-Industrie keine Garantie dafür, dass eine Gewichts-reduktion in kurzer Zeit möglich wird. Die Einhaltung wichtiger Auflagen wie die Reduktion der Kohlenhydratzufuhr und die Mei-dung von Zucker sind essenzieller Bestandteil dessen, das Gewicht in kurzer Zeit deutlich zu reduzieren. Zudem lassen sich keine Wunder an einem Tag bewirken. Die in diesem Abschnitt vorge-stellten Diäten liegen im Trend oder sind bekannt, stellen im Sinne einer Blitz-Diät dennoch keine praktikable Lösung dar. Dafür gibt es andere Diätformen oder zumindest einzelne Mittel, die eine flotte Gewichtsreduktion fördern.

Mit diesen Diäten und Mitteln erfolgreich durchstarten!

Um den Übergang in das nächste Kapitel einzuläuten, werden hier drei Faktoren in Kürze erklärt, die eine schnelle Gewichtsreduktion auf wissenschaftlich fundierte Weise ermöglichen. Das anschlie-ßende Kapitel geht mehr in die Tiefe und gibt Ihnen präzise Hinweise dazu, wie Sie die Diäten und Mittel erfolgreich anwen-den. Im Mittelpunkt der berechtigten Hoffnungen auf schnelles Abnehmen:

- Diätformen auf Basis von Supplementen
- Diätformen ohne Supplemente
- Lebensmittel, die die Fettverbrennung ankurbeln

Diätformen auf Basis von Supplementen

Bei Diätformen, die sich des Nutzens von Supplementen bedie-nen, werden bestimmte Produkte als Ergänzung oder Ersatz für Mahlzeiten herangezogen. Dass diese Produkte ein schnelles Abnehmen ermöglichen, ist Teil nahezu jedes Werbeversprechens. Doch bereits unsere Erkenntnisse zum Anbieter *Juice Plus* zeig-ten, dass die Versprechen nicht immer eingehalten werden. Zwei

Diätformen auf Basis von Supplementen werden Sie im folgenden Kapiteln kennenlernen: Die *Lifeplus*-Produkte als Teil einer Diät sowie die vielen auf dem Markt vorhandenen Formula-Diäten, die sich Eiweißsupplemente mit Vitaminen und Mineralstoffen zunutze machen. Diese beiden Diätformen sind bei der Berücksichtigung einiger Prinzipien aussichtsreiche Kandidaten für erfolgreiche Blitz-Diäten. Welche Prinzipien zu berücksichtigen sind, werden Sie im folgenden Kapitel erfahren.

Diätformen ohne Supplemente

Jene Diätformen, die eine schnelle Gewichtsreduktion ermöglichen, sind in erster Linie die kohlenhydratarmen: Hier sind die ketogene Diät, die Low-Carb-Diät sowie die South-Beach-Diät zu nennen. Ebenso eignet sich neben den kohlenhydratreduzierten Diäten auch das Intervallfasten zum schnellen Abnehmen. Was darüber hinaus interessant ist, auch wenn sie mit Skepsis beäugt werden und Vorsicht bei der Wahl der Angebote erfordern, sind die Diäten über Blutgruppen- und Stoffwechselanalysen.

Lebensmittel für eine beschleunigte Fettverbrennung

Neben den Fatburnern als Produkte der Nahrungsergänzungs-mittelindustrie gibt es natürliche Fatburner, also gewöhnliche Lebensmittel. Das Problem für interessierte Personen, die durch eine erlesene Auswahl geeigneter Lebensmittel die Fettverbren-nung ankurbeln möchten, ist die Tatsache, dass mittlerweile im Internet eine Vielzahl an Lebensmitteln als Fatburner beworben werden. Da mag sich zurecht die Frage stellen, ob dies der Wahr-heit entspricht oder die Online-Redaktionen nur möglichst vielver-sprechende Inhalte brauchten und Studien hinzugedichtet haben, die nicht existieren. Die Wahrheit liegt irgendwo dazwischen: Denn einerseits existiert das Problem, dass Personen mit zu hohen Erwartungen an einzelne durchaus wirkungsvolle Lebensmittel herangehen. Anschließend ist die Enttäuschung groß, dass nicht sofort Resultate durch die Einnahme von Chili, Zitrone oder weiteren vermeintlichen „Wundermitteln" zutage treten. Andererseits machen sich die Online-Redaktionen weitläufig die Mühe, gerade diese Hoffnungen bei den Lesern zu wecken, um durch das Teilen und Verbreiten der Beiträge durch Leser die eigene Reichweite zu verbessern. Tatsache ist, dass viele Lebensmittel die Fettverbrennung verbessern. Die Frage ist nur, wie wir sie einsetzen, wie die sonstigen Essgewohnheiten aussehen und wie die Herangehensweise sowie die Hoffnungen an den Einsatz der natürlichen Fatburner sind. Sie werden im nächsten Kapitel Infos und Einsatzhinweise zu den folgenden zehn Lebensmitteln erhalten:

- Grapefruit
- Kaffee und Tee
- Gewürze
- Mandeln
- Zitronen
- Äpfel
- Spinat und Spinat-Extrakt
- Sellerie
- Artischocke
- Gerstengras

Zusammenfassung: Probleme einer Blitz-Diät umgehen, Crash-Diäten meiden und mit einer fundierten Basis blitzschnell abnehmen!

Blitz-Diäten machen große Hoffnungen, sorgen aber in der Praxis mit einem häufig enttäuschenden Ausgang für einen bitteren

Nachgeschmack. Grund dafür ist, dass die meisten Blitz-Diäten irgendeinem Trend aus einer Zeitschrift entspringen, jedoch kein durchdachtes Konzept mit sich bringen. Doch dies trifft längst nicht auf alle Blitz-Diäten zu, wie ein genauer Blick in diesem Kapitel zeigte! Insbesondere Konzepte, die sich der Wirkung verschiedener Nahrungsergänzungsmittel bedienen und die Zufuhr von Kohlenhydraten sowie Zucker stark limitieren, warten mit großem Potenzial für eine schnelle und obendrein gesunde Gewichtsreduktion auf. Noch dazu existieren Lebensmittel, die sich als Fatburner mit ihren ganz eigenen Charakteristika vielversprechend in den Gesamtkontext einzelner Blitz-Diäten integrieren lassen. Wiederum abzuraten ist von Diäten, die bereits auf den ersten Blick fragwürdig erscheinen, wie es beispielsweise bei der Militär-Diät der Fall ist. Diese mutet von vornherein aufgrund der Kombination von Vanilleeis mit grünen Erbsen seltsam an. Zwar können Tabubrüche bei Diätkonzepten ein gutes Zeichen sein und neue Mechanismen im Körper freisetzen, die einen schnellen Gewichtsverlust fördern, doch gibt es Dogmen, die einzuhalten sind. Dazu gehört u. a. der weitestgehende Verzicht auf Zucker, der für eine jede Blitz-Diät essenziell ist. Dies ist ein Ausschlusskriterium für Blitz-Diäten, an welchem Sie sich orientieren können. Ansonsten führt Sie das nächste Kapitel ausführlich in die erfolgreichen Blitz-Konzepte zur Gewichtsreduktion ein.

Optimale Mittel und Wege für eine schnelle Gewichtsreduktion

Das letzte Kapitel hat bei Ihnen die Neugier geweckt und Sie bereits auf die Mittel und Wege zur erfolgreichen Blitz-Diät eingestimmt. Nun kommt die Stunde der Wahrheit:

- Welche der vielfach beworbenen Blitz-Diäten blitzt wirklich auf?
- In welchen Lebensmitteln schlummern vielversprechende Fatburner?
- Welche Supplemente sind eine kluge Investition zur Beschleunigung der Fettverbrennung?

Aber über allem steht die Frage, die wir Ihnen noch beantworten werden, nämlich welche Methode am besten zu Ihnen passt. Durch ein kluges Clustering und die Betrachtung Ihres individuellen Typs erhalten Sie am Ende dieses Kapitels hilfreiche Ratschläge, um die jeweilige Methode optimal an sich anzupassen.

Erfolgreiche Diäten mit Supplementen

Letzten Endes kann kaum ein Anbieter für Diäten mit Supplementen das Rad neu erfinden. Im Großen und Ganzen ähneln sich die Produktlinien, wie sich am Beispiel von *Juice Plus* im vorigen Kapitel zeigte. Doch es gibt zwei Diätformen mit Supplementen, die sich von *Juice Plus* und auch voneinander unterscheiden. Sie bringen aufgrund ihrer Konzepte tatsächlich die Aussicht auf schnelles und gesundes Abnehmen mit sich – sofern Sie gewisse Aspekte beachten! Aus diesem Grund widmen wir uns im Folgenden dem Kern der beiden supplementbasierten Diäten, damit Sie die Methoden im Praxiseinsatz kennenlernen und anhand des für Sie persönlichen Nutzens abwägen können.

Lifeplus: Hochwertigste Präparate in Kombination mit einer „Hormon-Diät"

Der Hersteller *Lifeplus* produziert und vertreibt Supplemente in hoher Qualität. Shakes, die aus Heilerde, Ballaststoffen, Vitaminen, Mineralstoffen und Spurenelementen sowie sogar sekundären Pflanzenstoffen bestehen, bilden eine gute Basis für die Optimierung der Verdauung und eine hochwertige Versorgung mit Mikronährstoffen. Die Omega-3-Kapseln sind aus MSC-Fischereien, was neben der hohen Qualität der sogenannten Fischölkapseln auch einen nachhaltigen Fischfang sicherstellt.

Lifeplus selbst sieht die Präparate nicht unbedingt für eine Diät vor, sondern vermarktet sie als Nahrungsergänzung für ein gesundes Leben. Dennoch – dies gesteht auch *Lifeplus* ein – lassen sich die Nahrungsergänzungsmittel gut im Rahmen einer Diät einsetzen, um den Körper mit den wichtigsten Nährstoffen zu versorgen und deswegen die Kalorienzufuhr über die Ernährung stark zu reduzieren. Aus diesem Grund hat sich eine Menge an Personen an die Qualitätsware von *Lifeplus* herangewagt und Konzepte geschaffen, die als Stoffwechselkur, Hormon-Diät oder hCG-Diät bezeichnet werden. Bei all diesen Konzepten werden die *Lifeplus*-Supplemente mit einer stark kalorienreduzierten Ernährung kombiniert, die zudem Kohlenhydrate meidet. So wird neben einem hohen Defizit durch die ohne Kohlenhydrate auskommende – also ketogene (dazu später mehr) – Kost die Gewichtsreduktion erheblich beschleunigt. Es ist allgemein von 500 Kilokalorien täglich die Rede. Dies ist eine sehr geringe Menge an zugeführter Energie, weswegen diese Diätform des Öfteren als Tortur angesehen wird. Dieser eine Kritikpunkt wird um den weiteren negativen Aspekt erweitert, dass die Nahrungsergänzungsmittel mit Kosten von über 200 Euro für drei Monate aufwarten. Im Vergleich mit anderen Produzenten von Nahrungsergänzungsmitteln ist dies allerdings ein geringer Preis, so verlangt *Juice Plus* beispielsweise im mittleren Paket diese Summe pro Monat. Dennoch mögen 200 Euro für drei Monate für Verbraucher eine hohe Investition bedeuten.

Häufig wird diese Diätform mit Globuli, also homöopathischen Mitteln aus der Apotheke in einem niedrigen Preissegment, kombiniert. Diese Kombination trägt dazu bei, dass das Hungergefühl abnimmt und der Muskelabbau zugunsten der Fettverbrennung gesenkt wird. Die Ursache dafür ist in einem Hormon zu suchen: Das Hormon hCG (humanes Choriongonadotropin) wird in kleinen Mengen in der Hypophyse gebildet. In der Schwangerschaft tritt es bei Frauen vermehrt auf, um den Beginn und Erhalt der Schwangerschaft zu begünstigen. In Forschungen wurde festgestellt, dass es Fettzellen aufspaltet und den Stoffwechsel anregt. Dieses Hormon soll durch die Einnahme von Globuli in höherer Menge ausgeschüttet werden.

Letzten Endes sind die Globuli kein essenzieller Bestandteil einer Diät mit *Lifeplus*-Produkten, aber aufgrund des geringen Kostenfaktors und potenziellen Nutzens fügen sie sich ins Gesamtbild der Diät hilfreich ein. Aufgrund der zahlreichen Gestaltungsmöglichkeiten mit Globuli und den tiefgreifenden Veränderungen im Stoffwechsel hört die *Lifeplus*-Diät auch auf Namen wie hCG-Diät und Stoffwechselkur. Was zuletzt hervorzuheben ist, ist die Tatsache, dass eine *Lifeplus*-Diät im Sinne der Nachhaltigkeit eine schrittweise Reduktion der Supplemente und die Etablierung einer vollkommen auf natürlichen Lebensmitteln basierenden sowie gesunden Ernährung vorsieht.

Bewertung

Eine Lifeplus-Diät ist unter medizinischen Gesichtspunkten zu begrüßen und kann den Weg zu einer dauerhaft gesunden Lebensführung weisen. Allerdings erweist sich die Kalorienbegrenzung für die Dauer der Diät als streng und die preislichen Aspekte wiegen bei einigen Personen merklich. Dementsprechend ist die Lifeplus-Diät nur für willens- und finanzstarke Personen ein Weg zum schnellen Abnehmen. Darüber hinaus ist ein Ernährungsplan zu erstellen, der Kohlenhydrate ausklammert, aber stattdessen auf gesunde Fettquellen und hochwertige eiweißreiche Lebensmittel setzt.

Formula-Diäten: Eiweißdrinks, mit Vitaminen und Mineralstoffen angereichert, als Basis

Die Entscheidungsvielfalt zwischen einzelnen Formula-Diät-Produkten ist groß. Wohl kaum jemandem ist das vielfach in Fernsehen sowie Internet beworbene *Almased* entgangen. Ob die Wahl nun auf dieses Produkt oder ein anderes wählt: Letzten Endes basieren Formula-Diäten immer auf Eiweißdrinks, -riegeln, -suppen oder weiteren Produkten, die mit Vitaminen und Mineralstoffen angereichert sind. Da damit geworben wird, dass die Eiweißdrinks ganze Mahlzeiten ersetzen, ist gesetzlich der Gehalt an Mikronährstoffen vorgeschrieben. Dadurch sollen Verbraucher, die mit den Eiweißdrinks Mahlzeiten ersetzen, vor Mangel- und

Unterernährung geschützt sein. Aber dass auf diesem Wege tatsächlich Mangelerscheinungen vorgebeugt wird, ist in Frage zu stellen: Denn die Verbraucher verfügen frei über die Dosierung, nachdem sie das jeweilige Produkt in der Drogerie, im Supermarkt oder im Internet gekauft haben. Es fehlt eine professionelle Anleitung zur Durchführung der Diät. So kommt es vermehrt dazu, dass – ganz im Sinne der schnelllebigen Lebensweise – Personen ohne Kenntnisse sämtliche Mahlzeiten durch Formula-Drinks ersetzen. Die Folge: Zwar findet eine adäquate Versorgung mit Mikronährstoffen statt, aber die Zufuhr an Makronährstoffen ist nicht den Bedürfnissen angepasst. Zu wenige Kalorien führen zum Risiko der Mangelernährung oder gar Unterernährung.

Grundsätzlich ist die Idee, einzelne Mahlzeiten zu ersetzen, zu begrüßen. Insbesondere am Abend sind kohlenhydratarme Eiweiß-Shakes als Ersatz für Brot, Brötchen, Pizza und andere Kohlenhydratquellen vorteilhaft, da auf diesem Wege die Fettverbrennung optimiert wird. Nichtsdestotrotz ist eine Formula-Diät nur dann ein geeignetes Mittel zur schnellen Gewichtsreduktion, wenn die anderen Mahlzeiten des Tages gesund sind und sich zumindest an einige Grundregeln halten, die Sie im zweiten Kapitel bereits erfahren haben:

- Geringer Zuckerkonsum
- Reduktion der Kohlenhydratzufuhr
- Gesunde Lebensmittelauswahl

Bewertung

Dies alles bedeutet schlussendlich: Formula-Diäten können, professionelle Anleitung beim Konsum oder eine eigene hochwertige Auswahl der restlichen Mahlzeiten vorausgesetzt, förderlich für das Erreichen des Diätziels sein. Doch die Produkte, wozu beispielsweise Almased gehört, werden von Verbrauchern häufig ohne klaren Plan verwendet und bieten dann keine Lösung. Zudem sind die vorgeschlagenen Pläne für Formula-Kuren, wie man sie im Internet findet, häufig von unerfahrenen Autoren verfasst und nicht an die individuellen Bedürfnisse einer jeden Person anpassbar. Sie werden am Ende dieses Buches einen umfangreichen Fundus an Kenntnissen und Wissen haben, um sich einen hochqualitativen Diätplan für Formula-Diäten zusammenstellen zu können. Dementsprechend stellen Formula-Diäten im Rahmen eines von Ihnen durchdachten Einsatzes eine aussichtsreiche Möglichkeit zum schnellen Abnehmen dar.

Fazit: Die Produkte und das Konzept entscheiden!

Bei den Diäten mit Supplementen ist auf eine Wahl hochwertiger Produkte Acht zu geben. Im Idealfall liefern sie den täglichen Bedarf an Mineralstoffen sowie Vitaminen. Ein zusätzlicher Ballaststoffgehalt macht die Lebensmittel noch geeigneter. Dies ist insbesondere bei *Lifeplus* gegeben, sodass sogar ein kurzfristiger Konsum von lediglich 500 Kilokalorien täglich gesundheitlich einwandfrei ist. Die Formula-Diäten wiederum bringen lediglich Eiweiß-Supplemente mit sich, die mit Vitaminen und Mineralstoffen angereichert sind, lassen dafür Ballaststoffe in bedeutenden Mengen vermissen. Zudem müssen Sie auf den Zuckergehalt der einzelnen Supplemente achtgeben, da günstige Eiweißprodukte tendenziell stärker mit Zucker gesüßt sind. Bei einem geringen Zuckergehalt eignen sich die Eiweißprodukte als Ersatz für einzelne Mahlzeiten und bieten somit in Ergänzung mit ein bis zwei regulären Mahlzeiten die Chance, eine Menge an Kalorien einzusparen und bereits in der ersten Woche viel an Gewicht zu verlieren.

Diätformen ohne Supplemente

Wenn der Geldbeutel nicht so locker sitzt, gewisse Skepsis gegenüber den Nahrungsergänzungsmitteln besteht oder Sie einen natürlichen Weg der Diät bevorzugen, werden die folgenden Abschnitte Ihnen gerecht. Es handelt sich um zum Teil erprobte Konzepte, die sogar unter ernährungsphysiologischen Gesichtspunkten stark befürwortet werden. So wird schnelles Abnehmen mit Gesundheit gepaart, was zweifelsohne möglich ist! Überzeugen Sie sich im Folgenden selbst.

Low-Carb und ketogene Diät

Es handelt sich bei der Low-Carb-Diät und bei der ketogenen Diät um zwei verschiedene Diätformen, die sich aber nur in einzelnen Punkten unterscheiden und dasselbe Grundprinzip haben. Aus diesem Grund werden beide in diesem Abschnitt gemeinsam erläutert.

In beiden Fällen wird der Konsum der Kohlenhydrate reduziert. Dies hat zur Folge, dass die Fettverbrennung angekurbelt wird. Denn sofern die Kohlenhydrate im Körper verstoffwechselt werden und keine mehr verfügbar sind, greift der Körper die Fettreserven an. Nun tritt der zarte Unterschied zwischen Low Carb und ketogener Diät zutage, der jedoch eine umso größere Wirkung hat: Bei der Low-Carb-Ernährung werden maximal 130 Gramm Kohlenhydrate pro Tag zu sich genommen, während es bei der ketogenen Diät höchstens 50 Gramm täglich sind. Daraus ergeben sich mehrere Unterschiede im Verlauf der Diät:

- Die ketogene Ernährung führt nach den ersten vier bis fünf Tagen zu einem Wechsel des Körpers in den Fettstoffwechsel. Dadurch werden Fette als bevorzugte Energiequelle herangezogen.
- Low Carb bewirkt keinen Wechsel in den Fettstoffwechsel. Der Körper verbleibt im Kohlenhydratstoffwechsel, verbraucht diese Energiequelle jedoch schnell und greift dann auf die Fette zurück.

- Mit der Umstellung auf den Fettstoffwechsel bei der Keto-Ernährung gehen gleich mehrere Beschwerden einher, die als Keto-Grippe bezeichnet werden. Sie sind eine normale und unbedenkliche Reaktion des Körpers, obgleich sie den Einstieg in die Diät erschweren.

Nach dieser Aufzählung denken Sie womöglich, dass vieles gegen eine Keto-Ernährung spricht: Engere Begrenzung und hinzu kommt noch die Keto-Grippe! Tatsache ist aber, dass der Umstieg auf den Fettstoffwechsel schier unermessliche Vorteile bietet, die die einer Low-Carb-Diät bei weitem übersteigen und die Nachteile aufwiegen. Sobald nach dem vierten oder fünften Tag der Körper komplett im Fettstoffwechsel ist, ist die Keto-Grippe vorbei und der Körper wird auf mentaler und physischer Ebene leistungsfähiger, noch dazu ist die Fettverbrennung maximal effektiv, es bestehen Aussichten auf eine Verbesserung des Hautbildes und allgemein wirkt die Keto-Ernährung entzündungshemmend. Personen, die eine Keto-Ernährung über einen längeren Zeitraum durchführen oder gar dauerhaft als Ernährungsform in ihrem Leben nutzen, berichten von einem neuen Gefühl der Vitalität, welches eine bessere Lebensqualität beschert.

Hinweis!

Die Keto-Grippe heißt so, weil sie Symptome mit sich bringt, die denen einer richtigen Grippe ähneln. Beispielsweise kann es zu Kopfschmerzen, Müdigkeit, Leistungsabfall, Magenschmerzen und Durchfall kommen. Gesundheitliche Bedenken müssen gesunde Personen allerdings nicht haben. Personen mit Erkrankungen sind gut beraten, die Durchführung einer Keto-Diät zuvor mit dem Arzt zu besprechen. Tatsache ist, dass die Keto-Grippe bei jeder Person anders ausfällt und nach einigen Tagen vorbei ist.

Letzten Endes ist eine Keto-Diät einer Low-Carb-Diät vorzuziehen, wenn Sie schnell abnehmen möchten und sich zutrauen, die

Keto-Grippe zu überwinden. Großer Vorteil der Keto-Ernährung ist der ab der zweiten Woche erlaubte Ladetag pro Woche. Hier suchen Sie sich einen Tag in der Woche aus, in dem Sie nach Belieben Kohlenhydrate konsumieren. Dabei dürfen Sie die 50 Gramm Kohlenhydrate täglich im Gegensatz zu den anderen sechs Tagen überschreiten, wobei angeraten ist, zuckerhaltige Produkte wie Süßigkeiten zu meiden und auf Vollkornprodukte zu setzen. Die Low-Carb-Diät wiederum empfiehlt sich, wenn Sie bei der Keto-Grippe Bedenken hegen oder sich mit den hier erlaubten 130 Gramm Kohlenhydraten am Tag mehr Freiraum gönnen möchten.

Bewertung

Low Carb und Keto sind im Trend und dies zurecht. Sowohl bei Sportlern als auch in Zeitschriften für Frauen und Männer haben sich diese Ernährungskonzepte als Lösungen für das schnelle Erreichen eines Wunschgewichts etabliert. Sie sind nicht nur aufgrund der schnellen Resultate beliebt, sondern ebenso aufgrund der Tatsache, dass sie langfristige Perspektiven zur Gewichtsabnahme liefern. Dabei ist die ketogene Ernährung aufgrund des Fettstoffwechsels beim schnellen Abnehmen wesentlich effektiver als die Low-Carb-Diät. Dafür ist die Low-Carb-Diät weniger radikal in der Ernährungsumstellung und der Reaktion des Körpers in den ersten Tagen, weswegen Sie hier ein angenehmerer Ablauf erwartet.

Die South-Beach-Diät

Von Arthur Agatston, einem Kardiologen und somit medizinischen Fachmann, entwickelt, zielt die South-Beach-Diät darauf ab, zwei Diät- bzw. Ernährungsformen zu kombinieren: Low-Carb als kohlenhydratarme Ernährung und die Glyx-Diät, welche Lebensmittel mit einem niedrigen glykämischen Index für einen konstanten Blutzuckerspiegel präferiert. Parallel wird hochwertigen Fettquellen viel Platz eingeräumt, was für das Herz-/Kreislaufsystem vorteilhaft ist.

Wussten Sie schon?

Hochwertige Fettquellen sind beispielsweise Nüsse und eine Vielzahl an Ölen, wie das Olivenöl und Erdnussöl. Was sie hochwertig macht, ist der Gehalt an ungesättigten Fettsäuren, die sich auf die Gesundheit der Blutgefäße potenziell positiv auswirken, da die Wahrscheinlichkeit hoch ist, dass sie den Cholesterinspiegel senken. Darüber hinaus stehen die ungesättigten Fettsäuren im Ruf, Krebsrisiken zu senken und hocheffektive Energielieferanten zu sein.

In der Praxis gestaltet sich die South-Beach-Diät wie folgt: Es gibt drei Phasen. In der ersten Phase heißt es: Kohlenhydrate strengstens verboten. Die Vorgabe fällt noch radikaler als bei Low-Carb-Diäten und der ketogenen Ernährung aus. Dies bedeutet sogar, dass jegliches Obst sowie Gemüse mit hohem Stärkeanteil zu meiden sind. Die Phase 1 sorgt durch das Kohlenhydrat-Tabu dafür, dass der Körper in den Fettstoffwechsel gleitet. Aus diesem Fettstoffwechsel heraus erfolgt eine hocheffektive Fettverbrennung, was zugleich die Stärke der ersten Phase ist. Ihre Schwäche ist, dass es unmöglich ist, den kompletten Vitalstoffbedarf in der ersten Phase zu decken. Bei einer parallelen Ergänzung mit Vitamin- und Mineralstoffsupplementen ist dieses Problem jedoch gelöst. Es tritt im weiteren Verlauf durch die Limitierung der Kohlenhydrate ein Wasser- und Fettverlust ein, der in der ersten Woche sogar fünf bis sieben Kilogramm purzeln lassen kann. Ab der zweiten Woche geht es zwar langsamer weiter, aber die Gewichtsreduktion setzt sich fort und – was im Fokus steht – dem Ziel eines schnellen Abnehmens in kurzer Zeit wird die South-Beach-Diät gerecht. Als Abschluss der Informationen zur ersten Phase folgt eine Auflistung der erlaubten Lebensmittel:

- Kohlenhydratarmes Gemüse, wie z. B. Brokkoli, Blumenkohl, Spinat und Spargel

- Fisch
- Fleisch
- Öle

Daraufhin – nach den ersten zwei Wochen mit Phase 1 – tritt die zweite Phase ein, die zugleich das Konzept der Glyx-Diät einbringt. Die Glyx-Diät sieht den Konsum von Lebensmitteln mit niedrigem glykämischen Index vor. In dieses Schema fallen Lebensmittel, die zwar Kohlenhydrate enthalten, aber den Blutzuckerspiegel nur langsam ansteigen lassen. Es handelt sich dabei um die folgenden Lebensmittel:

- Vollkornprodukte
- Gemüse
- Früchte

Phase 2 hat bereits nichts mit dem schnellen Abnehmen zu tun, aber erweist sich als nützlich, sofern Sie sich dafür entscheiden, nach der ersten oder den ersten beiden erfolgreichen Wochen langfristig abnehmen zu wollen. Daher dauert Phase 2, die Ihnen viel mehr Freiheiten einräumt, so lange, bis Sie mit Ihrem Gewicht vollkommen zufrieden sind.

Hinweis!

Vollkornprodukte inkludieren eine Vielfalt an Produkten. Darunter fallen Vollkornbrot, Vollkornbrötchen, Vollkornnudeln und mehr. Dadurch wird die Diät, in den ersten zwei Wochen noch so einschränkend, bedeutend praktikabler. Was Früchte angeht, so weisen diese zwar einen Zuckeranteil auf, doch Fruchtzucker hat einen niedrigen glykämischen Index, da er nur langsam ans Blut abgegeben wird. Somit dürfen Sie im Rahmen der South-Beach-Diät bei dem ein oder anderen Stück Obst täglich zugreifen.

Phase 3 beginnt nach dem Erreichen des Wunschgewichts. Sie erlaubt den Konsum aller Lebensmittel – so lange, bis das Gewicht erneut ansteigt. Sobald dies der Fall ist, erfolgt nach eigenem Ermessen wieder der Beginn der South-Beach-Diät von Phase 1 an.

Was abschließend zur gesamten Diät zu erwähnen ist, ist der tägliche Aufbau des Speiseplans: Unabhängig von der jeweiligen Phase, sind täglich drei Mahlzeiten und drei Snacks vorgesehen. Dabei sind Mahlzeiten sowie Snacks aus den erlaubten Lebensmitteln zusammenzustellen. Darüber hinaus sollten sich Snacks stets im Bereich einer geringen Kalorienanzahl bewegen.

Bewertung

Die South-Beach-Diät eignet sich mit ihren strengen Vorgaben in der ersten Phase optimal zur Gewichtsreduktion in kurzer Zeit. Es ist – um eine Mangel- oder Unterernährung zu vermeiden – jedoch in der ersten Phase der Einsatz von Vitamin- und Mineralstoffsupplementen angeraten. Als längerfristige Diät eignet sich die South-Beach-Diät obendrein ebenfalls gut. Sofern Sie die Diät konsequent umsetzen, ist das Erreichen Ihrer Ziele, ob kurz- oder langfristig, nahezu unumgänglich. Ein Kritikpunkt ist die Tatsache, dass Sie keine Kalorien zählen müssen – was Ihnen zwar das lästige Zählen erspart, jedoch ein Risiko ist: Denn essen Sie mehr Kalorien, als Sie verbrauchen, dann nehmen Sie zu. In der ersten Phase ist das Zunehmen aufgrund der speziellen Lebensmittel schwierig, aber in der zweiten Phase könnte es mit dem Eintritt der Vollkornprodukte zu einem Kalorienüberschuss kommen. Nehmen Sie deswegen Rücksicht darauf, sich in der zweiten Phase zwischen maximal 1.300 und 1.500 Kalorien pro Tag zu bewegen. Dies sollte ausreichen, um eine Gewichtsreduktion weiter voranzutreiben.

Intervallfasten

Das Intervallfasten hört alternativ auf den Namen *Intermittierendes Fasten*. Der Unterschied zum Fasten, welches ein tagelanges Hungern vorsieht, besteht darin, dass nur in bestimmten Zeitfenstern „gehungert" wird. Dabei sind die zwei populärsten Konzepte die 5:2-Diät und die 16:8-Diät.

Bei der 5:2-Diät essen Sie an fünf Tagen in der Woche normal, während Sie an den anderen beiden fasten. Jedoch ist der Begriff *Fasten* hier großzügig definiert, da es sich um Tage handelt, an denen nicht komplett aufs Essen verzichtet werden muss. Es sind immerhin 500 Kilokalorien am Tag erlaubt.

Die 16:8-Diät sieht vor, dass in einem Zeitfenster von 16 Stunden eines Tages nicht gegessen wird, während in acht Stunden eines Tages Essen erlaubt ist. Tatsächlich ist diese Form des Intervallfastens die beliebteste, zumal in die 16 Stunden Fasten auch die Schlafzeit fällt. Beträgt diese beispielsweise acht Stunden, ist schon die Hälfte des Fastens überstanden. Dieses Konzept des Intervallfastens ist daher relativ einfach im Alltag umzusetzen.

Hinweis!

Die 5:2-Diät hat zwar ihre Berechtigung und kann zum Erfolg beitragen, doch sind die beiden großen Nachteile, dass sich die Diät lediglich auf zwei Tage bezieht und keine Vorgaben zu Kalorienbegrenzungen an den sonstigen fünf Tagen sowie den dort konsumierten Lebensmitteln macht. So ist prinzipiell die Gefahr gegeben, dass es dennoch zu einer Gewichtszunahme anstelle der angestrebten Gewichtsreduktion kommt. Von schnellem Abnehmen kann angesichts der großzügigen fünf Tage ebenso nicht die Rede sein.

Gehen wir von dem empfehlenswerten 16:8-Intervallfasten aus und betrachten wir diese Methode näher. Streben Sie die Integration dieses Ernährungskonzepts in Ihren Alltag an – sei es auch nur für eine Woche –, so müssen Sie dies akkurat mit Ihrer Familie oder Ihrem Beruf abstimmen. Ist beispielsweise ein gemeinsames Abendessen Tradition und eine nicht zu vernachlässigende Pflicht in der Familie, dann bedeutet dies für Sie, dass Sie beim Intervallfasten in der Regel von mittags bis abends in einem Zeitfenster von acht Stunden essen, dafür aber über Nacht vom Morgen bis zum Mittag ohne Essen bleiben. Ist hingegen das gemeinsame Frühstück obligat oder sind Sie auf dieses aus beruflichen Gründen angewiesen, dann sind Ihre acht Stunden Essenszeit von morgens bis mittags. Ab Nachmittag bis zum nächsten Morgen müssen Sie auf Essen verzichten.

Wussten Sie schon?

Dr. Eckart von Hirschhausen – früher Arzt, nun Komiker und Promi – hat dem Fasten wieder zum ursprünglichen positiven Ansehen verholfen. Er nahm zehn Kilogramm im Verlaufe weniger Wochen ab. Für die nach ihm benannte Hirschhausen-Diät gibt es eine App fürs Smartphone, die bei der Diät hilft. Sie können mit dem Konzept zwar nicht in kurzer Zeit eine beachtlich hohe Gewichtsreduktion erreichen, jedoch lohnt sich unter Umständen ein Blick in die App. Vielleicht finden Sie darin ein Konzept, für das Sie sich begeistern können.

Wichtig ist, was die acht Stunden Nahrungsaufnahme angeht: Zwar formuliert das Intervallfasten keine expliziten Vorgaben, aber dennoch sind Zucker und Fast Food ein No-Go. Des Weiteren bietet sich die Kombination des Intervallfastens mit kohlenhydratarmer Kost an, um den Diäterfolg zu beschleunigen.

Ein großes Plus des Intervallfastens ist, dass Sie die Kalorien nicht zählen müssen. Grund dafür ist, dass Sie es in acht Stunden Essenszeit – wenn überhaupt – nur mit größten Anstrengungen schaffen, in einen Kalorienüberschuss zu geraten. Hinzu kommt, dass Sie im Verlaufe dieser acht Stunden bestimmten Beschäftigungen nachgehen, was einem Essmarathon im Wege steht. Das Kaloriendefizit wird somit über das Konzept an sich sichergestellt – praktisch!

Bewertung

Mit dem Intervallfasten sind Sie bei einer Gewichtsreduktion wahlweise schnell oder langsam unterwegs. Langsam nehmen Sie bei dem 5:2-Intervallfasten sowie der Hirschhausen-Diät ab. Ist Ihr Ziel das schnelle Abnehmen, dann sind Sie mit dem 16:8-Intervallfasten richtig beraten. Dieses eignet sich auch als langfristiges Konzept. Nach einer Zeit der Umgewöhnung kommen die meisten Durchführenden gut mit dieser Diätform klar und markieren schnelle sowie klare und nachhaltige Erfolge. Das Intervallfasten in all seinen Formen kommt nicht an die schnellen Ergebnisse und Erfolgsaussichten der Low-Carb-Diät, Keto-Diät oder South-Beach-Diät heran, aber ist für Sie eine optimale Option, falls Sie mit der Kohlenhydratlimitierung dieser drei Diäten nicht klarkommen oder gezielt nach etwas Neuem Ausschau halten.

Blutgruppen- und Stoffwechselanalysen

Für die Blutgruppenanalyse existiert das Synonym *Blutgruppen-Diät*. Die Theorie dahinter ist, dass die Verträglichkeit von Personen für bestimmte Nahrungsmittel verschieden ausfällt. So fände z. B. die Blutgruppe 0 ihren Ursprung vor 40.000 Jahren, als die Ernährung noch hauptsächlich aus Proteinen bestand. Folglich lautet die Empfehlung an einzelne Blutgruppen, die Ernährung im Sinne der Evolution zu gestalten:

Blutgruppe	Ernährung/Nahrungsmittel
A	Vorwiegend vegetarische Ernährung
B	Milch, Obst, Gemüse, Fleisch und Fisch
AB	Vorwiegend vegetarische Ernährung mit hin und wieder Fleisch sowie Milch
0	Vorwiegend Fleisch, manchmal Obst und Gemüse

Tatsache ist, dass die Blutgruppen-Diät jeglicher wissenschaftlicher Grundlage entbehrt. Es sollte hier lediglich der Vollständigkeit halber darauf hingewiesen werden, um dafür den Diskussionsraum für eine andere Methode zu eröffnen, die wesentlich vielversprechender ist: Die Stoffwechselanalyse.

Die Stoffwechselanalyse kann über eine Blutentnahme in einem Institut bzw. Labor erfolgen. Weit verbreiteter ist die Stoffwechselanalyse über eine Speichelprobe. Anhand eines Stäbchens wird der eigene Speichel in ein Gläschen gefüllt und verschlossen, woraufhin er von Unternehmen auf die Gene untersucht wird. Der Sinn dahinter: Die Gene geben Rückschluss darauf, welchem Stoffwechseltyp die jeweilige Person entspricht. In diesem Zuge werden elementare Fragen beantwortet, die die optimale Verteilung der Fette, Proteine und Kohlenhydrate nahelegen.

Hinweis!

Konzepte wie die Genotyp-Diät ziehen aus den Untersuchungsergebnissen sogar Rückschlüsse darauf, welche Art von Sport für eine Person die richtige sei. Die Geno-Typ-Diät ist allerdings wissenschaftlich nicht haltbar und wird von der Gesellschaft für Humangenetik (GfH) sowie Fachpersonal (Ernährungsberatern, Medizinern und Diätassistenten) für untauglich befunden.

Bekannte und beliebte Anbieter für Stoffwechselanalysen lauten wie folgt:

- Genetic Balance
- CoGAP
- Magnolija-Vita

Letzten Endes halten auch diese Anbieter keinen wissenschaftlichen Standards stand, aber dafür geben Sie Anleitung zu einer kohlenhydratreduzierten und eiweißreichen Kost, die gemeinhin schnelles Abnehmen fördert. Dabei werden die Analysen um individuelle Tipps angereichert, bei CoGAP gibt es sogar Zugang zu einem umfangreichen Portal, was Ernährungs- und Trainingskonzepte mit hohem praktischen Nutzen mit sich bringt. Dies nimmt Ihnen einige Lasten durch den Organisationsaufwand von den Schultern. Nachteil all dieser Diäten: Um die 300 bis 500 Euro an Kosten kommen auf Sie zu. Insbesondere CoGAP ist im Vergleich noch am empfehlenswertesten: Ein konkretes Konzept samt Sportprogramm und die vielen Features des eigenen Portals, gepaart mit dem vergleichsweise geringen Preis von um die 300 Euro, sind Fürsprecher.

Bewertung

Da konkrete und präzise Anleitung beim Abnehmen einen gewissen Wert haben, wurden die Stoffwechselanalysen als Hilfestellung zur beschleunigten Gewichtsreduktion vorgestellt. Die Anbieter behaupten, die Diäten würden deswegen so schnell und so erfolgreich funktionieren, weil alle Ratschläge und Konzepte auf der Analyse der Gene basieren. Die Wissenschaft stemmt sich dagegen. Schlussendlich liegt das Risiko bei Ihnen: Einen 50:50-Chance zwischen schnellem Abnehmen und Misserfolg besteht, jedoch lassen die positiven Rezensionen mehrerer Nutzer hoffen, dass das Abnehmen mittels Stoffwechselanalysen funktioniert.

Fazit: Am stärksten wirkt die kohlenhydratarme Kost!

Bereits die Diätformen, die Gebrauch von Nahrungsergänzungsmitteln machen, zeigten die klare Tendenz, die sich nun bei den Diätformen ohne Supplemente bestätigt: Ohne Kohlenhydrate und erst recht ohne Zucker funktionieren Diäten am schnellsten. Dabei stehen an erster Stelle die Low-Carb-Diät sowie die ketogene Diät, die in Sachen Geschwindigkeit der Diät neue Maßstäbe setzen. Zudem wird die South-Beach-Diät dem Wunsch der schnellen Gewichtsreduktion gerecht und sie ist sogar in den ersten zwei Wochen aufgrund des im Vergleich zur Low-Carb-Diät weitaus strengeren Kohlenhydrat-Tabus vielversprechender, falls Sie schnell abnehmen möchten. Im weiteren Verlauf tut sich das Intervallfasten hervor, welches nach dem 16:8-Prinzip durchgeführt werden sollte. Bei diesem Konzept ist bereits in der ersten Woche ein großer Erfolg absehbar. Sollte das 16:8-Prinzip mit stark kohlenhydratreduzierter Kost durchgeführt werden, profitieren Sie potenziell noch mehr als bei der ketogenen Diät oder der South-Beach-Diät. Zuletzt positionieren sich die Diäten nach Stoffwechselanalyse in der Übersicht als eine Option, die zwiespältig zu betrachten ist. Informieren Sie sich genau auf der Homepage eines jeden Anbieters und lesen Sie die Bewertungen auf Portalen. Mehr konkrete Ratschläge sind aufgrund der Vielzahl an Anbietern hier leider nicht möglich. Zu guter Letzt sei noch gesagt: Was das Plus bei Stoffwechselanalysen ist, ist die Herausgabe konkreter Pläne und Empfehlungen, die Sie sonst nur bei der Konsultation von Ernährungsberatern oder Trainern erhalten.

Diese Lebensmittel sind wahre Fatburner!

Womöglich sind Ihnen die Supplemente bekannt, die man im Internet bestellen kann oder in speziellen Läden findet und die auf den Namen

Fatburner hören. Gefühlt kaum ein Nahrungsergänzungsmittelhersteller verzichtet auf die Fatburner in seinem Sortiment. Dabei gibt es einige Hersteller, die sich sogar darauf spezialisieren und nur Fatburner verkaufen. Zahlreiche schwarze Schafe handeln allerdings mit Produkten, die alles andere als wirkungsvoll sind. Scheinfirmen bringen sogar diverse Produkte auf den Markt, die jeglicher sinnvollen Zusammensetzung und Wirksamkeit entbehren. Selbst Fatburner, die vermeintlich wirken, erweisen sich bei genauerer Prüfung als wenig sinnvoll im Kauf, wofür es zwei wesentliche Gründe gibt:

1. Fatburner enthalten lediglich Wirkstoffe aus Pflanzen und Nahrungsmitteln, die auch über die gewöhnliche Ernährung eingenommen werden können.
2. Die Fatburner bergen aufgrund des Materials, aus dem die Kapseln sind, das Risiko von Nebenwirkungen und sogar Schädigungen des Verdauungstraktes.

Zwar gibt es – als Gegenargument zu Punkt 2 – reichlich Supplemente, die nicht in Kapselform sind. Und doch sind die meisten in eben jener Kapselform und haben zum Teil schwer einschätzbare Auswirkungen auf die Gesundheit. Dementsprechend empfiehlt es sich, lieber auf die natürlichen Fatburner zu setzten: Lebensmittel, die aufgrund ihrer Wirkstoffe und weiterer Eigenschaften vielversprechende und wirkungsvolle Helfer zur verbesserten Fettverbrennung sind. Doch auf welche Lebensmittel trifft dies zu?

Grapefruit

Die Grapefruit ist allem voran aufgrund des enthaltenen Wirkstoffs Naringin ein effektiver Fatburner. Beim Naringin handelt es sich um einen Bitterstoff, der verantwortlich für den bitteren Geschmack der Grapefruit ist. Was dessen Fatburner-Eigenschaften ausmacht, ist die Tatsache, dass es nach der Metabolisierung durch den Körper zwei Proteine aktiviert und ein drittes im Leberstoffwechsel blockiert. So kommt es zu einer Senkung des Cholesterinspiegels und zu einem optimierten Fettabbau. Diese Feststellung machten israelische Forscher, wie das Online-Magazin *Focus* in Berufung auf eine Publikation im Wissenschaftsmagazin *Plos One* berichtet.

100 Gramm Grapefruit enthalten zwar knapp acht Gramm Zucker, jedoch handelt es sich um den langsam verstoffwechselten Fruchtzucker. Somit ist eine Grapefruit ab der dritten Woche in der South-Beach-Diät denkbar und bei der Low-Carb- und Keto-Diät täglich in geringem Rahmen anwendbar. Beim Intervallfasten eignet sich die Frucht ohnehin. Des Weiteren gliedert sie sich stimmig in Formula-Diäten im Rahmen einiger Mahlzeiten ein.

Zudem sind zahlreiche Vitamine enthalten:

- C
- A
- B1
- B2
- B6

Der gesamte Kaloriengehalt beläuft sich auf nur 42 Kilokalorien pro 100 Gramm, da der Wasseranteil hoch ist. So ist eine Grapefruit im Rahmen verschiedener Blitz-Diäten ein wertvoller natürlicher Fatburner.

Hinweis!

Der Wirkstoff Naringin verstärkt die Wirkung verschiedenster Medikamente sowie Arzneimittel, wie z. B. Schmerzmittel, Blutdrucksenker und Antibiotika. Grund hierfür ist, dass das Naringin gemeinsam mit dem Bergamottin ein bestimmtes Enzym in seiner Wirkung hemmt: Cytochrom P450-Isoenzym CYP3A4. Dieses Enzym ist dafür verantwortlich, den Abbau von Arzneistoffen in der Leber zu fördern und für deren Metabolisierung zu sorgen. Da Naringin mit dem Bergamottin diesen Prozess hinauszögert, verstärkt sich die Wirkung der entsprechenden Medikamente und Arzneimittel. Deswegen kommt die Grapefruit nur bei Personen in Frage, die aktuell keine Medikamente zu sich nehmen.

Kaffee und Tee

Kaffee zeichnet sich durch seinen Koffeingehalt aus, Tee wiederum macht in erster Linie durch die enthaltenen Katechine auf sich aufmerksam. Letztere sind Pflanzenwirkstoffe, denen eine Optimierung der Fettverbrennung und Erhöhung des Grundumsatzes nachgesagt wird. Koffein wiederum bietet eine Vielzahl weiterer Vorzüge:

- Schnelles Überwinden der Blut-Hirn-Schranke ohne signifikanten Aufwand, was zur schnellen Ausschüttung der Hormone Adrenalin sowie Dopamin führt und belebt
- Blutdruck, Stoffwechsel und Körpertemperatur erhöhen sich, was für eine gesteigerte Körpertemperatur sorgt und den Energieverbrauch fördert
- Steigerung der mentalen Leistungsfähigkeit

Die vielen Nachteile, die man dem Kaffee- und Teekonsum nachsagt, bestätigen sich keineswegs. Die täglich empfohlene Menge an Kaffee wurde von Experten im Laufe der Zeit sogar von 2 auf 4 Tassen täglich angehoben. Die im Kaffee und Tee enthaltenen Koffein und Katechine sorgten im Rahmen mehrere Studien für eine leichte Optimierung der Fettverbrennung. Was jedoch viel interessanter sein dürfte, ist die indirekte Verbesserung der Fettverbrennung. Damit ist gemeint, dass durch die Optimierung der Leistungsfähigkeit der Mensch zu mehr Aktivität animiert ist und seine Fettverbrennung durch ein höheres Aktivitätslevel steigert. Insbesondere, da Kaffee und Tee kaum bis gar keine Kalorien enthalten, empfiehlt sich der Einsatz beider Lebensmittel im Rahmen von Blitz-Diäten.

Hinweis!

Die positiven Ausführungen in Bezug auf Kaffee und Tee sowie die enthaltenen Koffein und Katechine gehen davon aus, dass Sie einen moderaten Konsum über natürliche Lebensmittel pflegen. Sollten Sie auf Supplemente umsteigen, die Koffein oder Katechin enthalten, sind Überdosierungen möglich, die sogar zu Leberschäden führen können.

Gewürze

Es kursiert von vielen Seiten die Behauptung, die unterstützende Wirkung von Gewürzen bei Diäten sei ein Mythos. Doch wie immer ist dies eine Frage der eigenen Erwartungen. Wer nun auf Chili, Ingwer und Co setzt und dabei erwartet, dass das Fett nur so kiloweise schmilzt, der hat vergessen, dass es kein solches Wundermittel auf dem Markt gibt. Gewürze haben durchaus das Potenzial, die Fettverbrennung zu optimieren. Jedoch passiert dies, wie auch beim Naringin der Grapefruit oder Koffein und den Katechinen, stets in einem kleinen Rahmen.

Setzen Sie jedoch täglich an mehreren Stellen auf den kleinen Nutzen der natürlichen Fatburner, so akkumulieren sich die Effekte über den Tag hinweg und verbessern die Fettverbrennung erheblich. Der Vorteil von Gewürzen besteht im Vergleich zur Grapefruit u. a. darin, dass sie sich problemlos in nahezu jede Mahlzeit integrieren lassen. Nun optimieren jedoch nicht alle Gewürze die Fettverbrennung, sondern in erster Linie die scharfen. Dabei stechen Chili und Cayennepfeffer durch den darin enthaltenen Wirkstoff Capsaicin heraus. Forscher gehen davon aus, dass das Capsaicin weißes Fettgewebe dazu anregt, sich in braunes umzuwandeln. Zur Hintergrundinfo: Das braune Fettgewebe produziert Hitze und verbrennt im Körper gespeichertes Fett. Dies würde auch die Steigerung der Körpertemperatur bei dem Konsum scharfer Lebensmittel erklären. Beim Ingwer sollen es die Gingerole sein, die den Stoffwechsel anregen und die Fettverbrennung ankurbeln.

Tipp!

Wie gut oder schlecht fundiert die Aussichten auf eine optimierte Fettverbrennung durch Gewürze auch sein mögen: Da Gewürze eine verschwindend geringe Menge an Kalorien enthalten und den Speisen das gewisse Etwas verleihen, lohnt es sich absolut, diese in die eigene Blitz-Diät zu integrieren.

Mandeln

Ist es DER Widerspruch des gesamten Buches? Mandeln, reich an Fetten und mit 576 Kalorien pro 100 Gramm ein äußerst kalorienhaltiges Lebensmittel, sind ein Fatburner? Mag sein, dass es auf den ersten Blick nach einem Widerspruch klingt. Doch mit zunehmenden Erkenntnissen werden frühere Dogmen widerlegt, was in den letzten Jahren auch dieses Lebensmittel in dem Zusammenhang mit Diäten hervorgetan hat. Bei Mandeln handelt es sich zwar um ein kalorienhaltiges Lebensmittel, doch sind die darin enthaltenen Fettsäuren von einem guten Profil und nur zu einer geringen Menge gesättigte Fettsäuren. Somit sind Mandeln ein derart guter Energielieferant, dass sie den Körper langfristig sättigen. Insbesondere im Einsatz als Snacks taten sie sich in mehreren Studien hervor und verringerten in kleinen Portionen als Zwischenmahlzeit den Appetit der Probanden merklich. Was neben den sättigenden und gesundheitsförderlichen Fetten die Mandeln als Fatburner nahelegt, ist der Gehalt an Ballaststoffen: Für den Körper nicht verwertbar, aber die Verdauung optimierend und sättigend, wie sie sind, gewährleisten die Ballaststoffe aus Mandeln ein ausgedehntes Durchhaltevermögen bis zur nächsten Mahlzeit.

Tipp!

Eine Möglichkeit zum Einsatz von Mandeln ist im Rahmen eines 16:8-Intervallfastens, beispielsweise als letzte Mahlzeit vor der Fastenphase. So bleibt der Hunger längerfristig aus. In einer ketogenen Diät sind Mandeln aufgrund des geringen Kohlenhydratgehalts täglich einsetzbar. Des Weiteren ist ab der dritten Woche in der South-Beach-Diät, wenn Kohlenhydrate nicht mehr vollkommen untersagt sind, eine weitere Anwendungsmöglichkeit gegeben.

Zitrone

Sie sorgen für verzogene Grimassen und optimieren die Fettverbrennung: Zitronen. Was Zitronen zu einem natürlichen Fatburner macht, ist u. a. das enthaltene Vitamin C. Hierbei handelt es sich um ein wahres Überlebens-Vitamin! Bereits die Erzählungen über Seeleute aus den frühen Jahrhunderten untermauern die Wichtigkeit des Vitamins für das menschliche Überleben. Seeleute hatten bis zur Kultivierung der Kartoffel während der langen Seefahrtzeiten keine Möglichkeit, Vitamin C zu sich zu nehmen. So kam es zur Krankheit Skorbut: Qualvoll verendeten zahlreiche Seeleute oder kamen mit einem Gebiss von ihren Seereisen zurück, welches um die Hälfte der Zähne erleichtert war. Heute bestehen diese Probleme nicht. So trägt das Vitamin C bei täglicher Bedarfsdeckung zu diversen gesundheitlichen Mehrwerten bei:

- Bildung von Kollagen zur Straffung und Vitalisierung der Haut
- Antioxidative Wirkung für die Gesundheit der Gefäße und die Bekämpfung freier Radikale
- Verstärkte Ausschüttung des Neurotransmitters Noradrenalin, welcher die Fettverbrennung ankurbelt

Falls Sie aus Fitnessstudios oder dem Internet das Supplement L-Carnitin kennen, welches als Transportmolekül für Fettsäuren dient und die Regeneration der Muskulatur verbessert, so haben Sie bei der Zitrone eine wesentlich effektivere Anlaufstelle. Die Supplemente erweisen sich als nutzlos, da der Körper selbst L-Carnitin in ausreichender Menge produziert. Das Vitamin C in der Zitrone hat den Vorteil, dass es die natürliche Produktion von L-Carnitin unterstützt.

Tipp!

Eine einfache und leckere Weise, die Zitrone als Fatburner in eine kohlenhydratarme Diät zu integrieren, ist in dem *Kilo-Kick* gegeben. Der Kilo-Kick ist ein Gericht mit einem simplen Rezept:

- 2 Eiklar
- Saft einer Zitrone
- 250 g Magerquark
- Flüssiger Süßstoff

Während das Eiklar hochwertiges Protein liefert, erfüllt die Zitrone den oben bereits beschriebenen Zweck. Obendrein wird durch den Magerquark weiteres Eiweiß eingenommen, welches der Körper gut verwerten kann und welches einen geringen Gehalt an Kohlenhydraten verzeichnet. Außerdem ist das im Magerquark enthaltene Kasein – auch Casein geschrieben – für den Körper zum Erhalt der Muskulatur essenziell. Zuletzt liefert der Süßstoff eine kalorienfreie Süße.

Was nach einem Trash-Rezept aus einer Zeitschrift aussieht, entpuppt sich als ein gut anwendbares Mittel. Die Idee hinter dem Kilo-Kick ist, dass er zwei Stunden vor dem Schlaf eingenommen wird und am Morgen danach ein Kilogramm Körpergewicht verloren ist. Dies kann durchaus aufgehen, auch wenn der Großteil des Gewichtsverlustes auf den Wasserverlust zurückzuführen ist. Dennoch: Als Low-Carb-Kost und aufgrund der guten Auswahl der

Lebensmittel ist es ein gutes Abendrezept, welches in der ersten Woche nahezu jede Blitz-Diät fördert.

Apfel

Dem Apfel ist mit der Apfel-Diät sogar ein eigenes Diätkonzept gewidmet. Zudem hält der berühmte Spruch „An apple a day keeps the doctor away", zu Deutsch „Ein Apfel am Tag hält den Doktor fern", dem Wandel der Zeit stand. Also muss etwas an den Äpfeln dran sein, was den gesundheitlichen Mehrwert belegt. In der Tat gibt es gleich mehrere Fürsprecher für den Apfel als Zwischenmahlzeit bzw. Snack oder als Bestandteil einer Mahlzeit:

- 85 % Wasser und somit geringer Kaloriengehalt von knapp 60 Kalorien pro Stück (Kaloriengehalt variiert mit der Größe des Apfels)
- Fruchtzucker für einen langsamen Anstieg des Blutzuckerspiegels
- Bereits bekanntes und vorgestelltes Vitamin C ist auch in Äpfeln vorhanden
- Folsäure als Vitamin ist insbesondere in der Schwangerschaft wichtig, da es Fehlbildungen des Kindes verhindert
- Mineralstoff Kalzium stärkt Knochen, Zähne und weiteres Körpergewebe
- Eisen ist essenziell für den Sauerstofftransport

Nun, da der gesundheitliche Nutzen geklärt ist, bleibt jedoch die Frage bestehen, was Äpfel als Fatburner qualifiziert. Neben den wichtigen Funktionen der vielen enthaltenen Mikronährstoffe sind es hier vor allem die Pektine in ihrer Rolle als Ballaststoffe, die im Verdauungstrakt aufquellen und für Sättigung sorgen.

Die Apfel-Diät, die maximale Vorteile aus dem Nutzen des Lebensmittels schöpfen möchte, gibt es in zwei Varianten: Bei der einen Variante wird die Einnahme eines Apfels vor einer der Hauptmahlzeiten angepeilt. Hier soll der Apfel die Sättigung fördern und ein „über den Hunger essen" verhindern. Die andere Variante der Apfel-Diät entspricht dem Ziel einer schnellen Gewichtsreduktion weitaus eher: Hier werden fünf bis sechs Äpfel pro Tag konsumiert. Diese fünf bis sechs Äpfel pro Tag sowie reichlich Wasser ersetzen für die Dauer einer Woche die komplette Ernährung. Dass dies alles andere als gesund ist und Sie im Laufe dieser Woche die ein oder andere Beschwerde verspüren dürften, erübrigt sich als Information, da diese einseitige Diät in Bezug auf Nebenwirkungen kaum einer Erklärung bedarf. Sollten Sie jedoch in erster Linie auf eine schnelle Gewichtsreduktion aus sein, dann ist die Mono-Diät mit nur Äpfeln über eine Woche eine wirkungsvolle Option, wenngleich sich der anschließende Jojo-Effekt bei einer abrupten Rückkehr zur sonstigen Ernährung deutlich abzeichnen wird.

Hinweis!

Im Rahmen des gestiegenen Apfelkonsums kann es durchaus dazu kommen, dass sich bei Ihnen zuvor unbekannte Beschwerden einstellen. Nach aktuellem Stand wird vermutet, dass knapp die Hälfte aller Erwachsenen in Europa an einer sogenannten *Fruktosemalabsorption* leidet. Hierbei fehlt ein Transportprotein, welches Fruktose aus dem Darm in die Enterozyten befördert. Dieses Fehlen macht sich bei vielen Personen erst bei einer höheren Menge konstanten Obstkonsums bemerkbar und lässt Fragen nach dem Grund für die Beschwerden aufkommen. Eine Apfel-Diät ist ein naheliegender Grund, dass sich die Beschwerden über einen längeren Zeitraum zeigen. Sollte Ihnen Dementsprechendes auffallen, ist der Gang zum Arzt oder ein Abbruch der Diät die beste Entscheidung.

Spinat und Spinat-Extrakt

Bereits aus den Geschichten rund um Popeye bekannt und damit in Verbindung gebracht, den Körper mit seinem Nährstoffgehalt zu kräftigen und dessen Gesundheit zu fördern, ist Spinat als empfohlenes Nahrungsmittel berühmt-berüchtigt. In eine Diät gliedert sich Spinat deswegen gut ein, weil er lediglich 14 Kilokalorien auf 100 Gramm liefert. Zudem enthält er mit Folsäure und dem Vitamin C essenzielle Vitamine, die bei Mangelversorgung zu sofortigen körperlichen Symptomen und Beschwerden führen. Des Weiteren versorgt Spinat den Körper mit unterschiedlichen zusätzlichen Vitaminen sowie Eisen, Kalzium, Kalium und Magnesium. Der Ballaststoffgehalt von 2,6 Gramm auf 100 Gramm führt zur verbesserten Verdauung.

Doch was macht aus Spinat einen Fatburner? Die darin enthaltenen Thykaloide sind die Antwort darauf. Dies sind Stoffe, die die Ausschüttung spezieller Hormone als Zeichen der Sättigung an den Körper veranlassen. Allerdings währt die Freude nur kurz, denn: Wie sich in einer Studie zeigte, die die Online-Zeitschrift *WELT* thematisiert, reicht es nicht aus, allein Spinat zu sich zu nehmen, um die Hormonausschüttung zu veranlassen, da der Körper die Thykaloide nicht von den pflanzlichen Zellen trennen kann. Als Spinat-Extrakt, zerkleinert, gefiltert und herausgeschleudert, lassen sich die Thykaloide jedoch optimal aufnehmen.

Dementsprechend ist der erfolgversprechendste Weg zum Fatburner Spinat die Kombination beider Mittel:

- Essen Sie regelmäßig Spinat in seiner natürlichen Form, um Ihren Vitalstoffbedarf zu decken und eine kalorienarme Sättigung zu bewirken.
- Konsumieren Sie dazu noch den Thykaloid-Extrakt, der im Internet erhältlich ist, um die Hormonausschüttung zwecks Sättigung zu fördern.
- Kombinieren Sie beides in Form einer kalorienarmen Zwischenmahlzeit, so sind beide Mittel jederzeit im Rahmen einer Low-Carb- und Keto-Diät sowie bei der South-Beach-Diät und den sonstigen vorgestellten Diätkonzepten anwendbar.

Tipp!

Spinat ist bei vielen Menschen nicht sonderlich beliebt. Allerdings ist bei genauem Hinblick nicht unbedingt der Geschmack der Grund dafür, sondern eher die typische Konsistenz, die am treffendsten noch mit dem Prädikat „schleimig" versehen werden könnte. Die Konsistenz und ebenso der Geschmack lassen sich optimal durch eine kreative Zubereitung umgehen. Eine vielfältige Rezeptauswahl zur Zubereitung von Spinat finden Sie im Springlane-Magazin. Zudem sind eine beliebte Art der Verarbeitung des Spinats die Smoothies.

Sellerie

Haben Sie bereits von den sogenannten „negativen Kalorien" gehört? Dieses Phänomen bezeichnet Kalorien in Lebensmitteln, deren Verwertung im Verdauungstrakt mehr Kalorien in Anspruch nimmt, als Sie verdauen. Die Rechnung ist ganz einfach: Stellen Sie sich vor, Sie würden 100 Gramm Sellerie zu sich nehmen. Weil der Körper mehr Energie braucht, um diese 100 Gramm Sellerie im Verdauungstrakt zu verwerten, als er zuvor über diese 100 Gramm aufgenommen hat, liegen negative Kalorien vor. Nun ist das Phänomen der negativen Kalorien wahrlich nichts Neues, ist schließlich bereits Salat für diese Wirkung bekannt. Tatsächlich sind die negativen Kalorien, die Sellerie, Spinat und weiteren Lebensmitteln nachgesagt werden, jedoch fehlerhaft. Denn die Nährwertangaben auf den Verpackungen geben bereits die Kalorienanzahl nach der erfolgten Verdauungsarbeit an. Dies bedeutet, dass die negativen Kalorien ein Mythos sind. Trotzdem: Mit lediglich 14 Kilokalorien pro 100 Gramm bereichert Sellerie jede Diät.

Was den Sellerie zudem als Fatburner prägt, ist der Gehalt an Kalzium. Mit 80 Milligramm auf 100 Gramm Sellerie ist eine signifikante Kalzium-Aufnahme gegeben, die bei größeren Portionen noch größere Auswirkungen auf den Fettabbau hat:

- Wird zu wenig Kalzium eingenommen, so werden die Hormone Calcitriol und Parathormon in hohen Mengen ausgeschüttet. Dies mobilisiert zwar mehr Kalzium, bewirkt zugleich aber eine Reduktion des Fettabbaus.
- Ist ausreichend Kalzium durch die Ernährung aufgenommen, tritt das komplette Gegenteil als Effekt ein. Letzten Endes sinkt die Fetteinlagerung und dessen Abbau wird gefördert.
- Obendrein ist Kalzium in der Lage, Fett im Darm zu binden und dieses daraufhin auszuscheiden. Dies senkt die Kalorienzufuhr durch eingenommene Speisen.

Andere Lebensmittel mögen zwar ebenso einen hohen Kalziumgehalt haben, doch enthalten sie dafür im Schnitt mehr Kalorien als Sellerie oder sind, wie im Falle des Spinats, als Fatburner bereits in der Liste aufgeführt.

In der Zeitschrift *Bessergesundleben* wird eine Sellerie-Diät erklärt, die anhand kreativer Rezepte Gebrauch vom Sellerie macht und diesen zum Hauptbestandteil der eigenen Ernährung werden lässt. In dem Plan der Redaktion wird am Vormittag ein Shake aus Sellerie und Ananas empfohlen. Dabei wird angeraten, diesen auf den leeren Magen einzunehmen. Ebenso kann er aber – nach fachgerechtem Urteil – zwischen Frühstück und Mittagessen als Zwischenmahlzeit dienen. Als Hauptmahlzeit und somit zum Mittagessen legt die Redaktion eine Selleriesuppe nahe. Der Shake aus Sellerie und Kiwi vor dem Abendessen gewährleistet schlussendlich eine frühzeitige Sättigung bei der letzten Mahlzeit des Tages und entlastet den Verdauungstrakt. Die genauen Rezepte finden Sie auf der Webseite Abnehmen mit Sellerie. Letzten Endes ist der Plan der Redaktion nicht als alleinstehendes Diätkonzept geeignet, lässt sich aber ausgezeichnet in die Ihnen in diesem Kapitel bereits vorgestellten Diät-Konzepte integrieren; in die South-Beach-Diät erst ab der dritten Woche.

Artischocke

Die Artischocke hat in Detox-Diäten ihren festen Platz. Sie eröffnet durch den Gehalt an für die Gesundheit wichtigen Nährstoffen sowie Bitterstoffen mehrere Wege zur Optimierung des Wohlbefindens und Reduktion des Gewichts. Im Fokus steht seit jüngster Zeit ein bestimmter Wirkstoff, der überhaupt erst durch die Artischocke näher untersucht wurde und bekannt geworden ist: Cyranin. Zugegebenermaßen fehlen wissenschaftlich triftige Belege, doch die häufige Erwähnung der Artischocke und speziell des enthaltenen Cyranins als Fatburner sowie die positiven Erfahrungen von Personen in der Durchführung lassen darauf schließen, dass sich hinter dem Fatburner Cyranin mehr als nur bloßer Schein verbirgt. Und selbst, wenn Cyranin nicht das halten sollte, was es verspricht: Mit dem Inulin verfügt die Artischocke über ein nachgewiesenes Präbiotikum, welches die Darmflora fördert. Weitere positive Wirkungen der Artischocke:

- Unterstützung der Entgiftung der Leber
- Förderung der Gallensaftproduktion zur Verbesserung der Fettverbrennung
- Anregung der Magensäureproduktion

Zu guter Letzt erlauben die 47 Kilokalorien auf 100 Gramm einen regen Konsum, der effektiv sättigt und Hungerattacken zuvorkommt. Ob als Snack für zwischendurch oder im Rahmen von Mahlzeiten: Die Artischocke ist mehr als nur eine Empfehlung!

Gerstengras

Gerstengras in Bio-Qualität lässt sich am ehesten über das Internet beziehen. Es vereint in sich einen schier unermesslichen Reichtum an Nährstoffen. Allein unter den Vitaminen gibt es 16 verschiedene Arten in dem Produkt. Eine Fülle an Mineralien sowie hoher Eiweiß- und Ballaststoffgehalt machen das Gerstengras zu einem Nahrungsmittel, welches seinesgleichen sucht. Doch was ist Gerstengras?

Es handelt sich um ein einjähriges Süßgras, das als Braugetreide verwendet wird. Nach der Keimung folgen Blattentwicklung und Bestockung. Hier bildet sich zudem die Hauptwurzel heraus, die die vielen Nährstoffe aufnimmt. Am Ende der erwähnten Bestockung hat die Pflanze den höchsten Gehalt an Nährstoffen erreicht. Bis dahin sorgt die Photosynthese dafür, dass die Pflanze die Energie der Sonne in Wachstumsenergie umwandelt. Daraufhin absorbiert das in den Blättern der Pflanze vorhandene Chlorophyll diese Energie. Wasser und Kohlendioxid werden aufgespalten und in Glukose und Sauerstoff umgewandelt. Letzten Endes dient die Glukose in Kombination mit Schwefel, Stickstoff, Spurenelementen und Mineralstoffen dazu, das Wachstum der Pflanze sicherzustellen. Dabei entstehen Eiweiße, Fette und Zellulose. Was bei Gerstengras hinsichtlich des Nährstoffgehalts den Unterschied macht, ist der Erntezeitpunkt. Dieser muss erfolgen, solange die Pflanze noch jung ist und aus frischem Grün besteht. Neben dem Nährstoffreichtum ist es das für die Photosynthese essenzielle Chlorophyll selbst, das im Körper die Blutbildung unterstützt und Enzyme zu Reparaturprozessen beisteuert. Eine vielfach beworbene Wirkung als Appetitzügler lässt sich dem Chlorophyll nicht nachweisen. Dennoch sei festgehalten: Chlorophyll gehört zu den Bitterstoffen. Wie wir es bereits am Beispiel der Grapefruit und dem darin enthaltenen Naringin beobachten konnten, haben Bitterstoffe im Allgemeinen eine den Appetit zügelnde Wirkung.

Den Mutmaßungen und Unklarheiten über eine den Appetit regulierende Wirkung des Chlorophylls zum Trotz, ist Gerstengras ohne Zweifel ein Fatburner, sofern die sonstige Ernährung stimmt. Die Pflanze trägt nahezu sämtliche zuvor erläuterten Vorteile der anderen Lebensmittel durch den umfangreichen Nährstoffgehalt zusammen.

Fazit: Lebensmittel eignen sich nur dann als Fatburner, wenn Sie mit den richtigen Erwartungen herangehen!

Möglicherweise mögen Sie nun enttäuscht sein. Denn die vorgestellten zehn Lebensmittel sind zum erheblichen Teil kein Novum. So haben Sie sicher bereits mehrmals Äpfel, Kaffee, Tee, Zitrone und/oder die anderen hier als Fatburner angeführten Lebensmittel zu sich genommen. Trotzdem trat kein Effekt ein, bei dem die Pfunde nur so purzelten. Meistens heißt es in den Erfahrungsberichten der Nutzer, dass es sich um leere Versprechungen bezüglich der Wirksamkeit der Lebensmittel handelt. Letztlich ist es eine Frage der eigenen Erwartungen, ob die Lebensmittel als Fatburner wirken. Sollten Sie die sonstige Ernährung nicht unter Kontrolle haben, dann zeigen auch die Fatburner-Lebensmittel keine Wirkung. Achten Sie jedoch im Rahmen eines durchdachten Ernährungskonzepts, wie Sie es im Laufe des Kapitels kennengelernt haben, auf eine reduzierte Kalorieneinnahme, dann setzen diese Lebensmittel die wichtigen kleinen Akzente, um den Erfolg der Blitz-Diät entscheidend zu beeinflussen. Zudem haben sie weitere ernährungsphysiologisch wertvolle gesundheitliche Auswirkungen, was gerade bei den Radikaldiäten bei regelmäßiger und abwechslungsreicher Einnahme für eine geringe Wahrscheinlichkeit von Mangelernährung sorgt.

So finden Sie die richtige Methode für Ihre schnelle Diät!

Viele Mittel, viele Wege: Nach den letzten Abschnitten ist die Frage präsent, wie Sie sich für eine optimale Diät entscheiden. Für eine Entscheidung ist zunächst die Typfrage wichtig:

- Brauche ich eine Starthilfe?
- Neige ich zu Rückfällen?

- Habe ich morgens oder abends den größten Hunger?
- Fällt es mir leicht, mich auf einschneidende Veränderungen im Essverhalten umzustellen?
- Bin ich in der Küche versiert oder sind meine Fähigkeiten beim Kochen begrenzt?

Die Antworten auf diese Fragen geben Ihnen zunächst Aufschluss darüber, welches der vorgestellten Diätkonzepte für Sie das richtige ist. Was die Fatburner-Lebensmittel angeht, so profitieren Sie davon, dass diese sich in nahezu jedes Diätkonzept stimmig eingliedern. Die folgende Tabelle klärt Sie über die Einsatzmöglichkeiten der einzelnen Lebensmittel in den vorgestellten Diätkonzepten auf:

Lebensmittel	Diätform
Grapefruit	• Unter Berücksichtigung des Kohlenhydratgehalts: Low Carb und Keto sowie Lifeplus- bzw. hCG-Diät • Intervallfasten • South-Beach-Diät ab der dritten Woche • Formula-Diät
Kaffee und Tee	Sämtliche Ernährungsformen
Gewürze	Sämtliche Ernährungsformen
Mandeln	• Unter Berücksichtigung des Kohlenhydratgehalts: Low Carb und Keto sowie Lifeplus- bzw. hCG-Diät • Intervallfasten • South-Beach-Diät ab der dritten Woche • Formula-Diät
Zitrone	Sämtliche Ernährungsformen

Apfel	• Unter Berücksichtigung des Kohlenhydratgehalts: Low Carb und Keto sowie Lifeplus- bzw. hCG-Diät • Intervallfasten • South-Beach-Diät ab der dritten Woche • Formula-Diät
Spinat und Spinat-Extrakt	Sämtliche Ernährungsformen
Sellerie	Sämtliche Ernährungsformen
Artischocke	Sämtliche Ernährungsformen
Gerstengras	Sämtliche Ernährungsformen

Bezüglich der Integration der Lebensmittel in die Diät nach Blut- bzw. Stoffwechselanalyse, müssen die Ergebnisse der persönlichen Analyse abgewartet werden.

Nun, da Ihnen der Einsatz der Lebensmittel in den einzelnen Diätkonzepten bekannt ist, fehlt nur noch die Auswahl des geeigneten Konzepts, damit Sie in die Diät starten können.

Brauche ich eine Starthilfe?

Eine Starthilfe: Es bedeutet, am Anfang Hinweise für die Diät mit auf den Weg zu bekommen und in den Anfängen möglichst klar durch die Diät geleitet zu werden. Unter Umständen ist in einer Starthilfe der ein oder andere Motivationskick enthalten. Grundsätzlich ist bereits dieser Ratgeber mit seinen Ausführungen eine Starthilfe. Möchten Sie allerdings bei der Aufnahme einer entsprechenden Diät eine individuellere und umfangreichere Hilfestellung erhalten, so eignet sich unter den vorgestellten Diäten im Prinzip nur jene, bei denen Sie ein festes Programm mit an die Hand erhalten. Dies ist bei der Stoffwechselanalyse gegeben, da Sie nach der Abgabe des Speichels bzw. der Blutabnahme einen Plan erhalten und eventuell sogar den Zugang zu einem Online-Portal. So gelingt ein motivierter und angeleiteter Start in die Diät. Ebenfalls hilfreich kann die Hirschhausen-Diät mit zugehöriger App sein, da Ihnen die App die komplette Diät Schritt für Schritt beschreibt.

Ansonsten ist jede Diät dann mit einer Starthilfe versehen, wenn Sie sich Unterstützung suchen. Dies kann durch einen Ernährungsberater sein, muss es aber nicht. Bereits jemand Kompetentes im Familien- oder Freundeskreis sowie ein Trainer aus dem Fitnessstudio, falls Sie eines besuchen, werden Ihnen eine gute Stütze für den Anfang sein. Unter einer solchen Anleitung erhalten Sie bei jeder Diätform eine Starthilfe.

Neige ich zu Rückfällen?

Rückfälle im Rahmen von Blitz-Diäten sind ein geringes Problem. Grund dafür ist, dass Blitz-Diäten über den kurzen Zeitraum einer oder zweier Wochen erfolgen oder gar noch kürzer dauern. Diese kurze Zeitspanne überstehen die meisten Personen, da die Kilos schnell purzeln und die rapiden Fortschritte motivieren. Was nach einer Blitz-Diät kommt, ist zunächst unwichtig. Im Vordergrund steht die Gewichtsreduktion im Hinblick auf einen bestimmten Anlass oder ein bestimmtes Ereignis. Dies ist in der Regel Grund genug, die kurze Zeit ohne Rückfälle zu überstehen.

Was ist aber, wenn Sie bereits nach wenigen Tagen zu Rückfällen neigen und Gefahr laufen, auch bei einer kurzen Diät das Ziel zu verfehlen?

Dann sind die folgenden in diesem Kapitel erwähnten Konzepte zunächst die falsche Wahl für Sie:

- Ketogene Diät
- South-Beach-Diät
- Lifeplus-Diät bzw. hCG-Diät

Was all diese Konzepte gemeinsam haben, ist die abrupte Verbannung der Kohlenhydrate aus dem Speiseplan. Des Weiteren ist die hCG-Diät mit dem geringen Kalorienlimit eine Herausforderung. Derart starke Einschnitte in die bisherigen Gewohnheiten vergrößern die Wahrscheinlichkeit, rückfällig zu werden.

Sicherer ist daher, wenn Sie beispielsweise auf das Intervallfasten nach dem vielfach hervorgehobenen 16:8-Prinzip setzen. Sie müssen nur 16 Stunden ohne Nahrung aushalten, dürfen währenddessen aber reichlich trinken. Zwar sind die 16 Stunden jeden Tag aufs Neue eine kleine Herausforderung, doch die acht Stunden Essen sorgen für schnelle Erleichterung. Neben dem Intervallfasten sind die Formula-Diäten sowie die Low-Carb-Diät ebenfalls erträgliche Formate von Blitz-Diäten, da die Auflagen moderat sind. Zudem gibt die Diät nach Stoffwechselanalyse ein für einen kurzen Zeitraum gut zu durchstehendes Bild ab. Sollten Sie mit diesen Konzepten positive Erfahrungen machen und sich zutrauen, eine Stufe höher zu gehen, dann ist die South-Beach-Diät empfohlen. Denn diese schreibt Ihnen keine Kalorienbegrenzung vor und gewährt ab der dritten Woche die ersten Ausnahmen. Ketogene Diät und Lifeplus-Diät bzw. hCG-Diät kommen erst dann infrage, wenn Sie sich sicher sind und wirklich zutrauen, mehrere Tage Unwohlsein durch die Keto-Grippe sowie die strenge Kohlenhydratbegrenzung durchzuhalten.

Habe ich morgens oder abends den größten Hunger?

Diese Frage ist nur für das Intervallfasten sowie die Formula-Diät wichtig. Denn die anderen präsentierten Diätformen sehen eine reguläre Einnahme der drei Mahlzeiten am Tag vor.

Haben Sie morgens den größten Hunger, dann ist empfohlen, die acht Stunden Essenszeit aus dem 16:8-Intervallfasten auf die Zeit nach dem Aufstehen zu legen. Ist hingegen am Abend das Verlangen nach Essen groß, so sind die acht Stunden Essenszeit in die Abendstunden einzugliedern. Was von beidem letztendlich am besten ist, variiert von Typ zu Typ. Hier genießen Sie große Freiheiten.

Die Formula-Diäten sehen zwar drei Mahlzeiten am Tag vor, jedoch werden davon wahlweise ein bis zwei Mahlzeiten am Tag durch einen Shake, Riegel oder ein anderes geeignetes Produkt ersetzt; „geeignet" meint hierbei, dass es einen geringen Zuckergehalt aufweist, viel Eiweiß enthält und zudem mit Vitaminen, Mineralstoffen und Spurenelementen angereichert ist. Jene Mahlzeiten, bei denen Sie am meisten Hunger verspüren, sollten nicht durch ein Formula-Produkt ersetzt werden, da dieses den Appetit am wenigsten stillt. Frühstücken Sie also z. B. ausgiebig, wenn Sie morgens Hunger haben, und ersetzen Sie dafür eine der Folgemahlzeiten durch Formula-Produkte.

Fällt es mir leicht, mich auf einschneidende Veränderungen im Essverhalten umzustellen?

Diese Frage ist deckungsgleich mit den Ausführungen zur Neigung zu Rückfällen zu beantworten. Denn in der Regel begünstigt jene Diät Rückfälle, die die bisherigen eigenen Essgewohnheiten einschneidend verändert. Hier sind nochmals als fürs Erste ungeeignete Konzepte die ketogene Diät, Lifeplus- bzw. hCG-Diät und South-Beach-Diät zu nennen. Auch die Low-Carb-Ernährung verändert die eigenen Essgewohnheiten ein Stück weit, sollte jedoch in den Rahmen passen. Am wenigsten wiederum mischen das Intervallfasten, die Formula-Diäten sowie die Ernährung nach der Stoffwechselanalyse Ihr bisheriges Essverhalten auf, da Sie im Laufe eines Tages für gewöhnlich genug Freiheiten erlauben.

Bin ich in der Küche versiert oder sind meine Fähigkeiten beim Kochen begrenzt?

Die ketogene Diät, die kalorienarmen Gerichte im Rahmen der Lifeplus- bzw. hCG-Diät und zum Teil die Low-Carb-Diät fordern Ihnen eine gewisse Kreativität und Fähigkeit beim Kochen ab. Da Kohlenhydrate nicht oder nur in geringeren Mengen erlaubt sind, rücken an deren Stelle Gemüse, Fisch, Hülsenfrüchte, Fleisch und weitere Zutaten, die in der Zubereitung Kreativität abverlangen. Damit die Gerichte auf Anhieb gelingen, ist eine gewisse Erfahrung im Kochen nahezu unabdingbar.

Die South-Beach-Diät schiebt einem Kohlenhydratkonsum zwar ebenfalls einen Riegel vor, doch sie begrenzt in den ersten zwei Wochen die Lebensmittelauswahl derart stark, dass Sie – sogar bei begrenzten Kochfähigkeiten – relativ schnell den Dreh raus haben. Dementsprechend ist die South-Beach-Diät für jede Person in der Durchführung einfach. Noch simpler machen es das Intervallfasten, die Formula-Diäten sowie die Ernährung nach der Stoffwechselanalyse.

Fazit: Am einfachsten sind das Intervallfasten und die Formula-Diäten!

Unter den vielen berücksichtigten Aspekten erweisen sich das Intervallfasten und die Formula-Diäten als am einfachsten umsetzbar. Den Kostenfaktor ausklammernd, sind die Diäten nach der Stoffwechselanalyse ebenfalls eine Empfehlung. Danach kommen die South-Beach-Diät und die Low-Carb-Ernährung, die bereits höhere Ansprüche an Umstellung der Essgewohnheiten und Durchhaltevermögen stellen. Am schwersten sind die ketogene Diät und die Lifeplus- bzw. hCG-Diät umzusetzen. Fairerweise ist an dieser Stelle jedoch einzuräumen, dass die letzteren beiden ihrer Rolle als Blitz-Diät umso wirkungsvoller gerecht werden.

Die 3 No-Gos bei Blitz-Diäten

Zum Abschluss dieses Kapitels werfen wir einen Blick auf drei absolute No-Gos im Rahmen von Blitz-Diäten; also Fehler, die Sie sich überhaupt nicht erlauben dürfen. Im Grunde genommen weichen die genannten Punkte nicht weit von den sonstigen Warnungen für Diäten ab, aber sind – da wir uns im Rahmen kurzfristiger Diäten bewegen – umso strenger.

No-Go #1: Sich Ausnahmen genehmigen!

Jede Diät erlegt Regeln auf, von deren Einhaltung der Erfolg der Diät abhängig ist. Nun heißt es bei den meisten Konzepten, dass Ausnahmen unerwünscht sind. Sollte es nun doch passieren, dass man sich „etwas gönnt", weil man bereits einen guten Fortschritt verzeichnet hat, so ist dies bei langfristigen Diäten weitaus weniger schlimm als beim schnellen Abnehmen mit einer Kurzzeit-Diät. Deutlicher formuliert: Bei einer Kurzzeit-Diät sind Ausnahmen ein absolutes No-Go!

Bereits die logische Betrachtung des Sachverhalts schiebt Ausnahmen den Riegel vor: Sie haben nur wenig Zeit, um an Gewicht zu verlieren. Machen Sie eine Ausnahme oder gar einen kompletten Ausnahmetag im Rahmen einer Blitz-Diät, so hat dies eine stärkere Gewichtung als bei einer langfristigen Diät. In Zahlen formuliert: Halten Sie zehn Tage Diät und machen an einem Tag eine Ausnahme, dann besteht Ihre Diät zu zehn Prozent aus Ausnahmen. Ist hingegen die Diät langfristig und dabei auf einen Zeitraum von 120 Tagen ausgelegt und sie machen eine Ausnahme, dann haben Ausnahmen einen Anteil von weniger als einem Prozent.

Insbesondere in Anbetracht der Tatsache, dass gefühlt die Hälfte der vorgestellten Diäten auf eine Kohlenhydratlimitierung setzt oder gar den Körper in den Fettstoffwechsel versetzen möchte (siehe Ketogene Diät und Lifeplus- bzw. hCG-Diät), sind Ausnahmen ein Tabu. Denn hier würden Ausnahmen dem Wechsel in den Fettstoffwechsel im Wege stehen, was zur Folge hätte, dass nach der Ausnahme alle Mühe umsonst gewesen wäre, die Keto-Grippe dürfte wieder von neuem beginnen.

Quintessenz: Damit eine möglichst hohe Gewichtsreduktion in möglichst kurzer Zeit das Resultat ist, muss auf die Regeln einer Blitz-Diät mehr Wert als im Falle einer Langzeit-Diät gelegt werden. Ausnahmen wiegen schwerer, je kürzer der Zeitraum der Diät ist. Genehmigen Sie sich keine Ausnahmen, wenn der schnelle Gewichtsverlust Realität werden soll.

No-Go #2: Übertreiben!

Sie gelangen nicht dadurch ans Ziel, dass Sie die Auflagen einer Diät noch strenger bzw. extremer gestalten. Wenn Sie beispielsweise im Rahmen einer hCG-Diät, die mit 500 Kilokalorien täglich ein bereits eng begrenztes Limit setzt, nochmals eine Reduktion vornehmen, dann riskieren Sie aufgrund der Supplemente zwar keinen Mangel an Vitaminen, Mineralstoffen, Ballaststoffen sowie Fetten, aber dafür laufen Sie Gefahr, den Eiweißbedarf nicht zu decken. Unmittelbare Folge davon: Abbau von Muskelmasse. Bei der Formula-Diät bestehen noch größere Gefahren, da die Eiweißsupplemente nicht so gehaltvoll wie die Lifeplus-Produkte sind. So kann es hier in der Tat zu Nährstoffmangel, Schwächegefühlen oder gar zum Kreislaufzusammenbruch kommen. Wenn die Gesundheit gefährdet ist, dann ist die Diät nur noch nebensächlich.

Quintessenz: Das schnelle Abnehmen geht bereits von sich aus an die äußerste Grenze. Es ist nicht notwendig, dem noch eins draufzusetzen. Fahren Sie die im Rahmen der einzelnen Diäten nahegelegte Strategie und Sie werden bereits genug gefordert sein und eine optimale Gewichtsreduktion in einem kurzen Zeitraum erreichen.

No-Go #3: Alkohol

Es gibt Diätformate, die Alkohol einen Platz einräumen. Dabei handelt es sich allerdings ausschließlich um langfristige Diätkonzepte. Wie bereits in No-Go #1 über die Ausnahmen erläutert, wiegen kleine Aussetzer im Rahmen einer langfristigen Diät nicht so schwer. Doch bei dem kurzen Zeitraum, den Blitz-Diäten offerieren, ist maximale Effizienz gefragt. Alkohol steht dem im Wege. Die Gründe reichen weit:

- Kaloriengehalt
- Betörung der Sinne und lockerer Umgang mit Ernährung
- Stoffwechsel ist gehemmt

Die im Alkohol enthaltenen Kalorien belaufen sich auf 7,1 pro Gramm Alkohol. Gehen wir vom reinen Alkohol aus, so enthalten 100 Gramm bereits 710 Kalorien! Da die wenigsten Personen den wöchentlichen Genussabend oder eine Party mit dem Konsum von reinem 100-%-Spiritus verbinden, muss zugegeben werden, dass die herkömmlichen alkoholhaltigen Getränke auf 100 Gramm keine vergleichbare Menge an Kalorien mit sich bringen. Whisky, Wodka, Korn und andere hochprozentige alkoholische Getränke liegen bei um die 40 % Alkohol. Liköre, Rotwein, Bier und weitere Getränke haben einen gar noch geringeren Alkoholgehalt. Doch dies muss keineswegs automatisch Positives bedeuten, da häufig Zucker ein wesentlicher Bestandteil von Getränken mit geringerem Alkoholgehalt ist. Zucker steht dem Diäterfolg ebenfalls im Wege. Sowohl bei Alkohol als auch Zucker handelt es sich um Kalorien, mit denen der Körper nichts anfangen kann; also um leere Kalorien! Das einzige, was sie begünstigen, ist die Gewichtszunahme.

Was Ihnen noch geläufiger sein dürfte, ist die berauschende und Sinne betörende Wirkung des Alkohols. In Verbindung mit der dadurch gelockerten Zunge und entspannten Haltung steht unmittelbar die lockere Einstellung zu den eigenen Prinzipien. Hatte die Diät zuvor noch höchste Priorität, ist sie plötzlich hintangestellt. Der spontane Döner oder die spontane Pizza als „Diätkiller" scheinen unter Alkoholeinfluss nur eine Frage der Zeit zu sein.

Zu guter Letzt – als negative Folge des Alkoholkonsums – wird der natürliche Stoffwechsel gehemmt:

- Die Leber ist nicht mit der Verwertung der Proteine, Kohlenhydrate und Fette beschäftigt, sondern widmet sich dem Abbau des Alkohols. So wird die Fettverbrennung gestoppt.
- Das Stresshormon Cortisol bringt das Zusammenspiel der den Blutzucker regulierenden Hormone Insulin und Glukagon durcheinander, was die Einlagerung von Fett fördert.
- Durch ein Plus an Cortisol sinkt die Animation zu Bewegung und zur Einhaltung der Diät; der Mensch wird träge und die Erholung sinkt.

Durch diese Mechanismen steigt letzten Endes sogar der Appetit an. Bei langfristigen Diäten mit moderatem Alkoholkonsum mag dies vertretbar sein, wobei auch hier der Nutzen des Alkoholkonsums abzuwägen ist: Wieso zusätzliche Hindernisse schaffen, wo doch die Diät an sich bereits die Herausforderung ist?

Quintessenz: Speziell das schnelle Abnehmen betreffend, ist Alkohol ein großes Tabu! Fangen Sie beim Ziel einer schnellen Gewichtsreduktion an, Alkohol zu sich zu nehmen, dann können Sie die Diät sofort abbrechen. Der Genuss kann dementsprechend eine Zeit lang auf sich warten lassen ...

Zusammenfassung: Schnelle Gewichtsreduktion mit einfachen Regeln Realität werden lassen!

Die einzelnen Konzepte sowie die vielen potenziellen Fatburner-Lebensmittel stellen geringe Anforderungen an Sie. Eine Anpassung an Sie und Ihre persönlichen Essgewohnheiten ist obendrein auf einem einfachen Wege möglich. Alles, was Sie brauchen, haben Sie mit den Informationen dieses Kapitels erhalten. Vermeiden Sie zudem, dass Ihnen eines der drei No-Gos unterläuft, und Sie werden die Blitz-Diät hinkriegen. Was Ihnen dieses Kapitel darüber hinaus geschenkt hat, sind Konzepte, die Sie sogar langfristig nutzen können, falls Sie die Motivation verspüren sollten, über die kurzfristige Blitz-Diät hinauszugehen. Somit hat Ihnen dieses Kapitel eine 2-in-1-Lösung vermittelt: Ob kurz- oder langfristige Diät – Sie entscheiden! Keine Crash-Diäten, Gefahren für die Gesundheit oder wirkungslose Konzepte, stattdessen haben Sie die Schlüssel zum Wunschgewicht in Ihrer Hand!

Abnehmen über Nacht – Wie es geht und was es ist

Dieses Kapitel präsentiert Ihnen das Abnehmen über Nacht in direktem Sinne. Im Gegensatz zum Synonym als Blitz-Diät folgt nun die Betrachtung des Abnehmens über Nacht als ein Konzept, dass die Gewichtsreduktion während des Schlafs vorsieht. Hier gibt es beispielsweise bestimmte Gerichte, wie den sogenannten Kilo-Kick, die über eine proteinreiche Ernährung am Abend ohne Kohlenhydrate die täglichen Schwankungen ausnutzen und eine Gewichtsreduktion von um die ein bis zwei Kilogramm versprechen. Doch hierin liegt das Problem: Tägliche Schwankungen bringen langfristig wenig voran und sind meistens im Wasser- statt Fettverlust begründen. Dies ist wenig zielführend beim Wunsch nach der Idealfigur.

Passenderweise gibt es ein Konzept, das eine Lösung bietet und das Abnehmen über Nacht fokussiert. Dieses wird Ihnen in diesem Kapitel präzise vorgestellt. Das in diesem Buch vorgestellte Konzept nimmt die Idee von *Schlank im Schlaf (SiS)* auf, welches von Dr. med. D. Pape entwickelt wurde. Es setzt bei der Herstellung einer heutzutage oft verloren gegangenen Balance an; der Balance zwischen Stoffwechsel und Hormonen. Stoffwechsel und Hormonhaushalt beeinflussen die Essgewohnheiten und sogar den Energieverbrauch des Körpers immens. Interessanterweise ist es auf diesem Wege sogar möglich, dass Personen mit Schlafstörungen sogar dann zunehmen, wenn sie **weniger** essen als Langschläfer. Wieso dem so ist und wie das Abnehmen über Nacht Abhilfe schafft, ist faszinierender Teil dieses Kapitels.

Negative Gewichtsentwicklungen durch Ungleichgewicht der Hormone

Seit einigen Jahren ist aufgrund der neuesten Erkenntnisse rund um Fettleibigkeit und die Zunahme an Diabetes-Erkrankungen das Hormon Insulin in den Vordergrund der öffentlichen Wahrnehmung gerückt. Dieses ist dafür zuständig, den Blutzuckerspiegel zu regulieren. Hoher Zuckerkonsum fordert das Hormon immens; im Falle einer Diabeteserkrankung kann es sogar zu einer eingeschränkten oder komplett ausbleibenden Ausschüttung des Hormons kommen. Darüber hinaus ruft der rapide sinkende Blutzuckerspiegel nach dem Zuckerkonsum plötzlichen Heißhunger hervor. Dieser Heißhunger fördert eine Kalorieneinnahme, die weit über die eigentlich benötigte Menge hinausgeht und schlussendlich zur Zunahme an Gewicht führt. Bereits das Hormon Insulin verschafft einen ungefähren Eindruck davon, wie stark der Einfluss von Hormonen ist. Wäre Insulin nur das einzige Hormon ... Aber es gibt eine Fülle weiterer Hormone, die im Zusammenhang mit der Gewichtsentwicklung stehen (vgl. Pape, Cavelius et al., 2013: S. 12 ff.):

- Östrogen
- Progesteron
- Testosteron
- Wachstumshormon HGH
- Schilddrüsenhormone

Verstehen Sie die Darstellung nicht als negativ: Hormone sind für eine einwandfreie Funktion des Körpers absolut wichtig. Dies betrifft jedes einzelne Hormon. Doch so wichtig sie sind, genauso viel Acht müssen wir mindestens auf sie geben. Denn kommt es zu einem Mangel oder Überschuss eines Hormons, entwickeln sich potenzielle Probleme.

Östrogen

Das Hormon Östrogen nimmt im weiblichen Hormonhaushalt eine entscheidende Rolle ein. Es trägt u. a. dazu bei, dass die Schleimhäute ausreichend Flüssigkeit absondern, das Immunsystem intakt ist und die Haut geschmeidig bleibt. Zu einem Mangel kommt es häufig im Rahmen der Wechseljahre, aber ebenso bei Problemen mit der Nebenniere und durch eine falsche Ernährung; Mangel- und Unterernährung sind hier die konkret zu benennenden Probleme.

Was allerdings den Massen weitaus weniger bekannt ist, ist die Wirkung des Hormons Östrogen auf das Gehirn als Appetitzügler. Diese Tatsache fanden Forscher der Universität Yale heraus. Es stellte sich heraus, dass das Hormon denselben Stoffwechselweg wie auch das bereits seit langem als Appetitzügler bezeichnete Leptin geht. So ist es in der Lage, Sättigungsgefühle auszulösen.

- **Symptome bei Östrogenmangel:**
  - o Scheidentrockenheit
  - o Schlafstörungen
  - o Abnahme der Knochendichte
  - o Faltige Haut

- **Symptome bei Östrogenüberschuss bzw. Östrogendominanz:**
  - o Menstruation mit starken Blutungen
  - o Beidseitige starke Kopfschmerzen

73

- o   Depressive Stimmungsbilder
- o   „Aufschwemmung" (sich schwer fühlen)

Tipp!

Sollte sich ein Östrogenmangel abzeichnen, gibt es neben dem Gang zum Arzt weitere Möglichkeiten zur Behebung. Hierzu gehört u. a. die Ernährung nach dem SiS-Prinzip, wie es Ihnen der vorliegende Ratgeber in aller Ausführlichkeit erklären wird. Darüber hinaus erweisen sich häufig Nahrungsergänzungsmittel im Bereich der Vitamine B_{12} und D_3 als sinnvoll. Zudem sind Nahrungsmittel mit pflanzlichen Östrogenen (z. B. Soja) eine potenzielle Hilfe.

Progesteron

Das Hormon Progesteron ist auch unter dem Namen *Gestagen* bekannt. Lange Zeit galt es als Hormon, welches lediglich im Zusammenhang mit einer Schwangerschaft und dem Embryo bedeutend ist. Doch heute ist klar: Es verbirgt sich weit mehr hinter diesem Hormon, dessen Potenzial von der Bereitstellung von Kraft und Energie bis hin zum Umbau von Gewebe reichen!

Wahrlich interessant wird die Teilnahme Progesterons an den verschiedensten komplexen Vorgängen des weiblichen Körpers. So sorgt es beispielsweise über die Unterstützung der Zellregeneration durch die Abspaltung beschädigter Fettsäuren für die essenzielle Bereitstellung von Energie in den Kraftwerken der Zellen, den Mitochondrien. So bleibt die Frau länger jung und vital, was sich außerdem im Gehirn bemerkbar macht und die Stimmungszustände positiver gestaltet. Was für die Gewichtsentwicklung essenziell ist: Aus Progesteron wird eine Reihe weiterer Hormone gebildet, die mit der Gewichtsabnahme und -zunahme eng in Verbindung stehen (vgl. Pape, Cavelius et al., 2013: S. 13). Dies sind beispielsweise Östrogen und Testosteron.

- **Symptome bei Progesteronmangel:**
  - PMS (Prämenstruelles Syndrom)
  - Gewichtszunahme
  - Depressives Stimmungsbild
  - Schmerzhafte Perioden

- **Symptome bei Progesteronüberschuss:**
  - Schwindel
  - Müdigkeit
  - Aufgequollenes Gesicht
  - Herzrasen

Wussten Sie schon?

Das Prämenstruelle Syndrom setzt knapp eine Woche vor Beginn der Menstruationsphase ein. Kopfschmerzen, Hunger und ein Gefühl des „Aufgeblähtseins" sorgen für massive Beschwerden. Hier ist viel Trinken hilfreich, um dem Körper bei der Entwässerung zu helfen. Ansonsten führt der Beginn der Regel zum Ende der Beschwerden. Was davor die Beschwerden – allem voran den Hunger – abmildert, ist die SiS-Ernährung bzw. das Abnehmen über Nacht.

Testosteron

Eng in Zusammenhang mit der Herausbildung von Testosteron stehen Insulin, Progesteron und DHEA:

- Insulin sorgt für einen Anstieg der Testosteron-Menge
- DHEA dient als eigenes Hormon der Stimulation von Androstendion, damit dieses wiederum Testosteron oder Östrogen entwickelt
- Progesteron, wie soeben erläutert, wirkt auf komplexer Ebene mit

Letzten Endes ist Testosteron ein typisches männliches Hormon, welches die männlichen Ausprägungen bei Frauen fördert. Diese umfassen u. a. einen stärkeren Antrieb und ein verbessertes Muskelwachstum, ebenso allerdings negative Aspekte. Dies macht sich insbesondere nach den Wechseljahren bemerkbar, wenn das weibliche Östrogen sinkt und das männliche Testosteron steigt: Es kommt dazu, dass Frauen vermehrt Fett am Bauch ansetzen. Zusätzlich kommt es zu einer verstärkten Insulinproduktion, was den Testosteronspiegel nochmals erhöht und Hungerattacken fördert.

- **Symptome bei Testosteronmangel:**
  - o Erschöpfung
  - o Erschwerter Orgasmus
  - o Muskelabbau
  - o Schlafprobleme

- **Symptome bei Testosteronüberschuss:**
  - o Ausbleibende Regelblutung
  - o Zunehmende Behaarung oder Haarausfall
  - o Vermehrte Fettbildung
  - o Zystenbildung an Eierstöcken

Wachstumshormon HGH (Human Growth Hormone)

Mit dem HGH liegt ein Gegenspieler des Insulins vor, welcher dazu beiträgt, dass Reparaturprozesse im Stoffwechsel stattfinden. Bemerkenswert ist an dieser Stelle die Tatsache, dass dieses Hormon verstärkt zu Schlafzeiten – insbesondere zur Mitternacht – produziert wird, womit direkt eine Verbindung zum Prinzip des Abnehmens über Nacht hergestellt ist. Man nennt das Hormon auch *Somatotropin*. Es ist für Frauen wie Männer gleichermaßen von Bedeutung, da es in beiden Körpern durch eine Anregung des Stoffwechsels die Fettverbrennung optimiert.

- **Symptome bei Somatotropinmangel:**
  - o Abnahme der Muskelmasse
  - o Zu niedrige Blutzuckerwerte
  - o Vermehrte Fettbildung
  - o Kleinwüchsigkeit

- **Symptome bei Somatotropinüberschuss:**
  - o Sehstörungen
  - o Kopfschmerzen
  - o Vergrößerung der Organe
  - o Verdickung von Haut und Bindegewebe

Ein Überschuss an Wachstumshormonen lässt sich nur durch eine Therapie erreichen oder ist eine genetische Seltenheit. Es handelt sich um keine Nebenwirkung, die durch eine Ernährungsform zu erreichen ist. Lediglich drei bis fünf von einer Million Bürgern sind von dieser Erkrankung betroffen.

Schilddrüsenhormone

Großes Erstaunen gibt es bei betroffenen Personen, wenn sich der Mangel an Schilddrüsenhormonen als Grund für die Gewichtszunahme und weitere Symptome herausstellt. Die Schilddrüsenhormone Thyroxin (T_4) und Trijodthyronin (T_3) sind maßgeblich für eine optimale Funktionsweise des Körpers im Hinblick auf Energieumsatz, Sauerstoffverbrauch und Wärmeproduktion. Hierzulande tritt ein Mangel an Schilddrüsenhormonen erstaunlich häufig auf, da Personen des Öfteren mit Jod – einem essenziellen Mineralstoff für die Schilddrüsenfunktion – unterversorgt sind. Lösungen für dieses Problem stellen Fischkonsum und Nahrungsergänzungsmittelpräparate dar. Auch jodiertes Speisesalz ist eine Möglichkeit, dem Jodmangel und Problemen mit den Schilddrüsen aus dem Weg zu gehen.

- **Symptome bei T$_3$- und T$_4$-Mangel:**
  o Müdigkeit
  o Konzentrationsprobleme
  o Gewichtszunahme
  o Geringere Leistungsfähigkeit

- **Symptome bei T$_3$- und T$_4$-Überschuss:**
  o Reizbarkeit
  o Unruhe
  o Stimmungsschwankungen
  o Nervosität

Hinweis!

Die Symptome beim Überschuss der Schilddrüsenhormone sind dem Umstand geschuldet, dass eine Beschleunigung des Stoffwechsels eintritt. Zu einer Überproduktion der Hormone kann es bei Erkrankungen des Immunsystems und der Schilddrüse kommen.

Hormone: Zwischen Fluch und Segen gefangen, oder mit Gleichgewicht zum Wohlbefinden!

Hormone sind für den menschlichen Körper und dessen Funktion essenziell. Doch die genauen Ausführungen zeigen, dass ein Gleichgewicht der Hormone im Körper vorhanden sein muss, um weder durch einen Mangel noch durch einen Überschuss eines bestimmten Hormons gesundheitliche Beschwerden zu erleiden. Neben der Verhinderung gesundheitlicher Beschwerden erweisen Hormone dem Körper einen wichtigen Dienst, indem sie

Alterungsprozesse hinauszögern, die Leistungsfähigkeit anheben und die Herausbildung eines gesunden Körpergewichts unterstützen. Das Abnehmen über Nacht eröffnet die Möglichkeit, die Balance im Hormonspiegel herzustellen – ohne Messmethoden, ohne komplizierte Formeln, sondern stattdessen mit simplen Regeln und Prinzipien! Es ist eine Diät, die gemeinsam mit der Gewichtsabnahme den Körper auf vielen weiteren gesundheitlichen Ebenen profitieren lässt.

Stoffwechsel: Der uralte Schlüssel zu einem gesunden Gewicht

Der menschliche Stoffwechsel ist neben dem Hormonspiegel die zweite Komponente, die eine Balance erfordert. Bereits anhand der Insulin-Ausschüttung und ihres großen Einflusses auf die Ausschüttung einzelner Hormone, wie beispielsweise Testosteron, ist hervorgeklungen, wie wichtig der Stoffwechsel ist. Denn der Zuckerkonsum, welcher zum Stoffwechsel gehört, beeinflusst die Hormonausschüttung. So ist es auch mit anderen Lebensmitteln, allem voran den Mikronährstoffen, also den Vitaminen, Mineralstoffen und Spurenelementen. Diese haben ebenfalls eine große Wirkung auf die Hormone. Stoffwechsel und Hormone: Zwei Aspekte, die eng beieinander liegen, und absolut im Gleichgewicht sein müssen. Nachdem wir nun wissen, wie sich dies bei den Hormonen im Genaueren verhält, kommt die Frage auf, was für einen ausgeglichenen Stoffwechsel notwendig ist ...

Mit der Insulin-Trennkost arbeiten

Das Abnehmen über Nacht erfolgt über eine Insulin-Trennkost. Diese Trennkost kehrt zu alten Idealen zurück. Sicher ist Ihnen noch der Spruch bekannt:

„Morgens wie ein Kaiser frühstücken,
mittags wie ein König speisen
und abends wie ein Bettler essen."

Nun läuft es wahrlich nicht so trostlos ab, wie es dieser Spruch zu Abend suggeriert. Sie müssen sich keine Sorgen machen, gegen Abend ausgehungert ins Bett zu gehen. Um es mit den Worten von Pape, Schwarz et al. (vgl. 2009; S. 6 f.) zu sagen und es optimistischer zu formulieren: „Frühstücken wie ein Kaiser, mittags gesund genießen und abends die Fettverbrennung anregen!"

Die Insulin-Trennkost orientiert sich bei diesem Leitgedanken an der Ernährung, die es bereits vor Jahrtausenden zur Steinzeit gab. Hauptbestandteile dieser Ernährung waren:

- Fleisch & Fisch
- Gemüse & Beeren
- Nüsse als gesunde Fettquellen

Diese Ernährung wird im Rahmen des SiS-Prinzips um einige „moderne" Lebensmittel erweitert, wozu beispielsweise Käse, Eier und einige Kohlenhydratquellen zählen. Jedoch fließen in eine erfolgreiche Umsetzung mehr als nur diese rudimentären Kenntnisse über die Auswahl der Lebensmittel. Wichtig ist auch die Kenntnis darüber, **wann** welche Nährstoffe – Eiweiße, Kohlenhydrate und Fette – zu sich genommen werden. Doch dazu erwarten Sie mehr und genauere Infos in dem noch kommenden Kapitel zur Umsetzung der SiS-Diät.

Die Rolle von Schlaf bei einem gesunden Stoffwechsel

Die Menge an Quellen, Studien und Nachweisen für die Wichtigkeit des Schlafs für einen funktionierenden Stoffwechsel lässt sich aufgrund der gehörigen Menge kaum kompakt zusammentragen. Deswegen fokussieren wir uns gemeinsam auf einige ausgewählte Faktoren, die widerspiegeln, wie sich Schlaf auf den Stoffwechsel auswirkt.

Da wäre zum einen die Insulinsensivität, also die Empfindlichkeit des Hormons gegenüber Zucker. Es zeigte sich, dass die Empfindlichkeit in Nächten mit wenig Nachtruhe weitaus höher war. Des Weiteren wurde erkannt, dass die Absonderung des Glukagons, eines Gegenspielers des Insulins, weitaus geringer war, wenn Personen weniger schliefen. Das Ergebnis: Höhere Anfälligkeit auf Blutzuckerschwankungen, sogar Erkrankungen wie Diabetes und erst recht die Entwicklung von Übergewicht.

Langer Schlaf wiederum trägt zu einer Erholung des Körpers und all seiner Bestandteile bei. Die tiefste Schlafphase fördert:

- Abbau der Fettreserven
- Aufbau der Muskelzellen
- Ausschüttung von Wachstumshormonen

Was ist also nun, wenn unter der Woche wenig geschlafen wird und dafür als Ausgleich am Wochenende viel?

Dies ist keineswegs eine Lösung, da es den Stoffwechsel aufgrund des ständigen Wechsels der Schlafzeiten und -dauern durcheinanderbringt. Forscher stellten fest, dass die Langzeit-Schläfer am Wochenende nicht nur das Schlafdefizit von unter der Woche nicht nachholen können, sondern auch gravierendere Störungen im Zuckerstoffwechsel aufwiesen als jene Personen, die dauerhaft kurz schlafen. Somit steht am Schluss die Erkenntnis: Lieber dauerhaft kurz schlafen als häufig kurz und hin und wieder lange. Ziel sollte aber eine konstante und gesunde Dauer des Schlafs sein!

Stresspegel senken und für ruhigen Schlaf sorgen

Nun stellen uns die Alltagsgeschehnisse und unsere Verpflichtungen jedoch meistens vor kaum eine andere Wahl, als einen unregelmäßigen Schlafrhythmus zu pflegen. Der Stress und die daraus resultierende mentale Unruhe erschweren es einzuschlafen, selbst wenn wir müde sind. Somit ist das Abnehmen über Nacht nur in Kombination mit der Senkung des Stresslevels erfolgreich durchführbar. Wie es gelingt, das Stresslevel zu senken, wird ein wichtiger Teil der Umsetzungsstrategien der folgenden Kapitel sein. Hier werden Sie lernen, wie Sie:

- Für mentale Entspannung sorgen
- Von den Sorgen des Alltags Abstand nehmen
- Durch richtige Ernährung neben dem Körper auch den Geist beeinflussen

Dieser Aspekt wird allerdings nur einen kleinen Teil der Praxistipps ausmachen, da das Kernstück einer Diät nach wie vor die Ernährungsumstellung abbildet, die bereits genug Knowhow und Anleitung erfordert.

Stoffwechsel: Ein Ergebnis der Harmonie zwischen Körper und Geist

Nach den Hormonen zeigt sich nun ebenfalls im Stoffwechsel der enge und wichtige Zusammenhang mehrerer Faktoren des menschlichen Lebens. Dabei spielen Ernährung, Schlaf und Stresslevel sowie weitere Aspekte entscheidende Rollen. Dies gilt übrigens für alle Diäten und Ernährungsformen! Gesundheit und Körpergewicht werden durch all diese Aspekte beeinflusst. Dementsprechend erweist sich die Diät nach dem SiS-Konzept als wie dafür gemacht, um auf eine komfortable sowie gesunde Art und Weise Gewicht zu verlieren.

Mit dem Sport Bonuseffekte erlangen

Wer Sport treibt, profitiert in mehrfacher Hinsicht! Dies betrifft neben dem erhöhten Kalorienverbrauch auch die Gesundheit der Gelenke. Insbesondere das Knorpelgewebe profitiert von Bewegung. Es wird besser genährt, denn durch die Be- und Entlastung muss es regelmäßiger seiner Hauptaufgabe nachgehen, nämlich dem Herauspressen der Reststoffe und dem Aufnehmen der Flüssigkeit und Nährstoffe. Regelmäßige Bewegung sorgt für eine angemessene Bildung von Gelenkschmiere (Synovia), die dämpfend auf die Kräfte wirkt, die auf die Gelenke treffen. Wird wenig Bewegung in den Alltag integriert, dann geht die Bildung der Gelenkschmiere zurück, was Personen für Knochen- und Knorpelkrankheiten, wie z. B. Arthrose, anfälliger macht.

Wussten Sie schon?

Das menschliche Knorpelgewebe ist jene der vier Gewebearten im menschlichen Körper, die die Kontaktflächen der Gelenke bedeckt und diese schützt. Hier spricht man vom hyalinen Gelenkknorpel. Er weist die höchste Belastbarkeit auf. Die beiden selteneren Arten von Knorpelgewebe sind die Faserknorpel sowie die elastischen Knorpel. Erstere sind bei Zug- und Scherbewegungen besonders widerstandsfähig, halten aber nur geringeren Druckbelastungen stand. Letztere – die elastischen Knorpel – sind stark verformbar und finden sich daher hauptsächlich in Ohrmuscheln und Kehlkopf.

Welche Arten von Bewegung sind gefragt?

Wenn an Bewegung im Rahmen von Diäten gedacht wird, so schrillen bei einigen Personen die Alarmglocken: Ich möchte keinen Sport machen! Doch Sport muss nicht immer Sport sein. Es gibt eine Fülle an Sportarten, die neben dem Aspekt der Bewegung noch andere Bereiche des Lebens abdecken:

- Gesellschaft (z. B. durch Ballsport, gemeinsame Kurse und Fitnessstudio)
- Frische Luft/Erkundung der Natur (z. B. beim Radfahren, Walking und Joggen)
- Familienausflüge (z. B. beim Schwimmen, Skifahren und Wandern)

Es steht Ihnen also frei, in ganz neue Bereiche hineinzuschnuppern. Meistens vermag bereits das kleine Tanzstudio um die Ecke, eine große Wirkung zu entfalten.

Tipp!

Schauen Sie sich den Film *Darf ich bitten?* mit Richard Gere, Susan Sarandon und Jennifer Lopez in den Hauptrollen an! Richard Gere spielt einen erfolgreichen Anwalt mit einer Frau und einer Tochter als Familie. Er lebt ein glückliches Leben, aber will mehr. Täglich fährt er an einem Tanzstudio vorbei und beschließt eines Tages – mehr oder weniger freiwillig – sich zum Tanzkurs anzumelden. Er lernt eine neue Lebensqualität kennen, für die er am Ende sogar seine Frau begeistern kann. Im Film wird auch die Geschichte eines Mannes erzählt, der durch das Tanzen abnehmen möchte.

Es zeigt sich somit, dass Bewegung auf viele Weisen zu erreichen ist. Dabei können Sie neue Leidenschaften entdecken und bereichernde Bekanntschaften schließen.

Sport und Arbeit, Sport und Familie, Sport und Arbeit und Familie – Lässt sich das alles in Einklang bringen?

Es stimmt: Das Leben spannt uns stark mit Verpflichtungen ein, die an den verschiedensten Fronten auftauchen. So wird es zwischen Familie, Arbeit und weiteren essenziellen Verpflichtungen schwer mit dem Sport. Aber an dieser Stelle wird gerne vergessen, wie viel bereits die kleinen Dinge bewirken können.

Vergleichen Sie es mit dem Muskelkater: Trainieren Sie regelmäßig intensiv, dann lässt der Muskelkater schneller nach und wird zu einer seltenen Erscheinung. Sind Sie jedoch nur sporadisch sportlich tätig, dann „quälen" Sie sich in der Regel nach jeder sportlichen Einheit mit dem Gefühl herum, Ihre Muskeln wären gerissen (was tatsächlich auch der Fall ist, handelt es sich doch um kleine Risse, die sich regenerieren und schließlich eine gestärkte Muskulatur hinterlassen).

Doch was wäre nun, wenn es einen Mittelweg gäbe?

Der Mittelweg, den Sie in den Folgekapiteln dieses Buches lernen werden, ist der eines gemäßigten Sports, der gar nicht zeitaufwendige, aber dafür regelmäßige sportliche Betätigungen von Ihnen verlangt. Denn der Schlüssel, um Sport in ein Leben zu integrieren, in dem man neben dem Job noch fürsorgliche Mutter oder fürsorglicher Vater ist und noch dazu anderweitige Verpflichtungen hat, lautet: Regelmäßig, aber kurz und wirkungsvoll!

Sport ist wichtig, muss aber nicht im Vordergrund stehen

So wichtig Sport auch ist, so simpel sind die Anforderungen diesbezüglich gehalten. Streng genommen muss es sich nicht um Sport handeln, den Sie praktizieren, sondern nur um eine regelmäßige Bewegung, die

Sie fordert und *Ihre Gesundheit fördert.* Hier bieten sich moderate Betätigungen wie Spazierengehen, Wandern und Schwimmen an, die – mit der Familie oder Freunden und purer Begeisterung praktiziert – schnell den anstrengenden Charakter des Sports verlieren und Ihnen wesentlich entspanntere Wege zur Diät eröffnen.

Verschiedene „Ernährungstypen"

In *Schlank im Schlaf für Berufstätige* wird damit argumentiert, es gebe vier verschiedene Ernährungstypen (vgl. Pape, Schwarz et al.; 2009: S. 9):

- 100 % Nomade
- 100 % Ackerbauer
- Mischtyp Nomade
- Mischtyp Ackerbauer

Da diese Einteilung sinnvoll ist und sich daraus mehr Vielfalt in der Erstellung Ihres täglichen Speiseplans ableitet, wird die Einteilung aufgegriffen und im Folgenden näher ausgeführt.

100 % Nomade: Eiweiß durch und durch!

- Frühstück: Eiweiß
- Mittagessen: Eiweiß
- Zwischenmahlzeit: Eiweiß
- Abendessen: Eiweiß

Der Nomadentyp ernährt sich stark eiweißhaltig. Dies trifft auf alle drei Tagesmahlzeiten zu. Weil Eiweiße nicht primär ein Energielieferant sind, gibt es zwischen Mittagessen und Abendessen eine Extramahlzeit zur Sicherstellung einer ausreichenden Energiezufuhr. Im Rahmen der Extraportion sollen erneut die Eiweiße den höchsten Gehalt an Nährstoffen ausmachen.

> **Hinweis!**
>
> Zwar mag diese Priorisierung der Eiweiße ungesund erscheinen, doch bedenken Sie: Es gibt kaum eine Möglichkeit, Eiweiß ohne das Beisein von Fetten oder Kohlenhydraten einzunehmen. Somit werden womöglich die Eiweiße priorisiert, doch sind die anderen Nährstoffe definitiv ebenfalls Bestandteil der Ernährung, sodass es bei richtiger Durchführung keinerlei Mangelerscheinungen zu befürchten gibt und der Körper alles bekommt, worauf er angewiesen ist.

100 % Ackerbauer: Heutigen Verhältnissen weitestgehend angepasst

- Frühstück: Kohlenhydrate
- Mittagessen: Kohlenhydrate
- Abendessen: Eiweiß

Sind Sie 100 % Ackerbauer-Typ, dann sind Sie den heutigen Verhältnissen angepasst. Damit ist gemeint, dass Sie sich primär von Kohlenhydraten ernähren. Dem entspricht auch die heutige moderne Ernährung, die – von der DGE (Deutsche Gesellschaft für Ernährung) empfohlen – eine Kohlenhydratzufuhr von 50 bis 55 % vorsieht. Es gibt in diesem Fall morgens und mittags zum Großteil Kohlenhydrate, allerdings am Abend zur Begünstigung der Gewichtsreduktion hauptsächlich Eiweiße beim Essen.

Mischtyp Nomade: Mit einem Schub Energie in den Tag starten

- Frühstück: Kohlenhydrate
- Mittagessen: Eiweiß
- Abendessen: Eiweiß

Der Nomaden-Mischtyp kombiniert die modernen Einflüsse mit einem leichten Übergewicht auf der proteinreichen ursprünglichen Seite. So gibt es zum Frühstück Kohlenhydrate, um einen energiereichen Start in den Tag zu begehen. Danach dominieren beim Mittagessen und Abendessen die eiweißreichen Mahlzeiten.

Mischtyp Ackerbauer: Ausgewogenes Verhältnis an Eiweißen und Kohlenhydraten

- Frühstück: Kohlenhydrate
- Mittagessen: Mischkost
- Abendessen: Eiweiß

Beim Mischtyp Ackerbauer wird mit dem Tagesablauf die Kohlenhydratmenge zunehmend gesenkt und dafür die Priorität beim Eiweiß gesetzt. So gibt es zum Frühstück hauptsächlich Kohlenhydrate, während gegen Mittag eine ausgewogene Mischkost serviert wird und gegen Abend das Eiweiß den Abschluss bildet.

Welcher Typ sind Sie?

Nun bringt Sie diese Übersicht vordergründig wenig voran, da Sie nicht wissen, welchem Typ Sie angehören. Dabei ist die Kenntnis darüber essenziell, da Sie auf dieser Basis die Rezepte auswählen und Ihren Diätplan zusammenstellen. Tatsache ist, dass Ihnen niemand sagen kann, zu welchem Typen Sie gehören. Es geht nur mit learning by doing: Fangen Sie mit dem Typ an, der Ihnen am meisten zusagt. Sollte dieser nicht der richtige sein, kann sich dies durch eventuelle Müdigkeit und Schlappheit bemerkbar machen. Ernähren Sie sich einige Wochen lang nach dem Schema eines der vier Typen. Sollten Sie unzufrieden sein, dann wechseln Sie auf einen anderen Typ. Haben Sie die mindestens zwei Wochen Geduld, jeden der Typen durchzuprobieren, ehe Sie wechseln.

Denn ein vernünftiges Urteil erfordert Zeit, in der sich der Körper an die neuen Verhältnisse anpasst.

Wichtigste Erkenntnisse im Kurzüberblick

Noch haben wir die einzelnen Lebensmittel nicht gemeinsam unter die Lupe genommen, wie es dieses Kapitel verspricht. Aber durch die vier Ernährungstypen ist es uns geglückt, die Nährstoffverteilung festzulegen und einzugrenzen. Dabei ist herausgestochen: Gegen Abend gibt es stets vermehrt Eiweiße! Grund dafür ist, dass die Energie für die Regenerationsprozesse des Körpers aus den Fettzellen beigesteuert werden soll. Die für die Regenerations- und Aufbauprozesse erforderlichen Bausteine werden durch das Eiweiß aus der Abendmahlzeit beigesteuert. Da am Abend keine Mischkost mit Kohlenhydraten stattfindet und somit kein (signifikanter) Insulinausstoß eintritt, wird zur Energiegewinnung Fett freigesetzt. Am nächsten Morgen fühlen Sie sich im Regelfall leichter und unbeschwerter. Eine starke Insulinausschüttung hätte wiederum zur Folge, dass die Zellen sich öffnen und Fett aufgebaut wird.

Die einzelnen Lebensmittel: Wann ist was erlaubt?

Ob Ackerbauer, Nomade oder einer der beiden Mischtypen: Kohlenhydrate sowie Eiweiße und auch die Fette lassen sich aus verschiedenen Quellen gewinnen. Dabei ist nicht alles, was eine entsprechende Aufschrift trägt, auch wirklich hochwertig und dem Körper zuträglich. Was auf die Liste der zu meidenden Lebensmittel gehört, sind die Fertigprodukte:

• Tiefkühlpizza

- Fertigsuppen
- Joghurts
- Pommes
- Saucen

Dies ist nur ein kleiner Auszug entsprechender Produkte. Das Problem liegt neben den enthaltenen Zusatzstoffen allem voran im Zuckergehalt. Industriell wird Zucker zugesetzt, um den Lebensmitteln einen süßen Geschmack zu verleihen. In Kombination mit Aromastoffen entstehen auf diesem Wege fertige „Mischungen", die häufig unter verschiedenen Vorzügen wie „mit extra viel Vitamin C", „das Plus an Kalzium" oder anderen Slogans beworben werden. Zwar sieht das Abnehmen über Nacht kein komplettes Verbot von Fertigprodukten vor und öffnet sogar verarbeiteten Produkten die Türen, doch Ziel ist, sich möglichst frisch zu ernähren und dabei dem Körper die Nährstoffe in hoher Qualität zuzuführen. Dies hat zugleich geschmackliche Vorteile.
Was ist denn nun erlaubt und wieso ist es erlaubt?

Das Frühstück: Viele Freiheiten gewährleisten einen genussvollen Start in den Tag!

Um die Befürchtung aus dem Weg zu räumen, es würden mit der Diät starre Verbote und Einschränkungen daherkommen, sei direkt mit dem Frühstück für Beschwichtigung gesorgt: Hier ist eine große Nahrungsmittelvielfalt geboten, die Sie durch die verschiedensten Kohlenhydrat- und Eiweißquellen führt und nur geringe Einschränkungen auferlegt.

Ein Überblick über die erlaubten Lebensmittel:

- Haferflocken
- Brot, Brötchen und ähnliches Gebäck aus Vollkorn

- Fetthaltige sowie fettarme pflanzliche Aufstriche
- Selbst gemachte oder zuckerarme Dips (z. B. aus Aioli, Avocado und Knoblauch)
- Obst und Gemüse
- Native Öle, wie z. B. Olivenöl und Leinöl
- Ein bisschen Samen und Nüsse

So könnte beispielsweise ein Frühstück in die Richtung gehen, dass Sie zwei Scheiben Vollkornbrot mit Butter sowie Tomatenaufstrich bestreichen. Dazu gibt es etwas kaltes Gemüse nach Antipasti-Vorbild mit Olivenöl. Was Getränke angeht, so sind die Klassiker Wasser, Tee und Kaffee gestattet. Darüber hinaus ist ein Glas Fruchtsaft erlaubt. Es sollte sich dabei allerdings um einen Saft mit möglichst hohem Fruchtgehalt und wenig bis gar keinem zugesetzten Zucker halten.

Hinweis!

Obwohl Fett als Nährstoff häufig wenig benannt wird, bedeutet dies keineswegs, dass es keine Rolle bei der Ernährung nach dem SiS-Prinzip spielt. Grundsätzlich ist das komplette Gegenteil der Fall: Fett nimmt für die menschliche Gesundheit eine sehr wichtige Rolle ein. So ist beispielsweise die Verwertung bestimmter Vitamine nur durch Fettsäuren möglich. Des Weiteren sind ungesättigte Fettsäuren ein essenzieller Bestandteil der Gefäßgesundheit.

Hochwertige Fettquellen wie Fisch, Nüsse und Samen sowie Öle sind also durchaus zu begrüßen. Allerdings machen Sie aufgrund des hohen Kaloriengehalts nur einen kleinen Teil des Frühstücks sowie sonstiger Mahlzeiten aus.

Morgens steht kein tierisches Eiweiß auf dem Speiseplan. Dies lässt sich anhand der *glykämischen Last* (GL) erklären: Diese berücksichtigt, im Gegensatz zum *Glykämischen Index* (GI), nämlich nicht nur die Insulinausschüttung durch ein einzelnes Lebensmittel, sondern auch dessen eingenommene Menge. Dies bildet letzten Endes den kompletten Insulinbedarf des Körpers ab. Tatsächlich ließ sich feststellen, dass tierisches Protein in Kombination mit Kohlenhydraten die Insulinausschüttung sogar bis zum Vierfachen ansteigen lassen kann.

Ausnahme von dem Tabu tierischen Eiweißes zum Frühstück ist der Typ 100%iger Nomade. Da dieser am Morgen auf Eiweiße und wenig Kohlenhydrate angewiesen ist, darf er sich den Konsum tierischen Eiweißes erlauben. Aufgrund der geringen Menge der Kohlenhydrate beim 100%igen Nomaden ist kein bedeutender Insulinanstieg zu befürchten.

Das Mittagessen: Tierische Proteine erlaubt, Kohlenhydrate ebenfalls!

Das Mittagessen schiebt den tierischen Proteinen keinen Riegel mehr vor, erlaubt also nicht mehr nur die Einnahme pflanzlicher Proteine. Auch in Bezug auf Kohlenhydrate ist eine größere Auswahl gegeben.

Somit stehen schlussendlich folgende Lebensmittel auf der Speisekarte:

- Nudeln
- Reis
- Kartoffeln
- Hartweizenprodukte (z. B. Bulgur, Couscous)
- Pflanzliche Produkte (z. B. Linsen, Mais, Bohnen)
- Sämtliche Gemüsesorten
- Fisch
- Fleisch (außer fettreiches Schweinefleisch)
- Milchprodukte
- Öle

- Nüsse & Samen
- Eier

Für Getränke gelten dieselben Regeln, wie es zuvor bereits beim Frühstück der Fall war, allerdings erweitert um Getränke auf Milch- und Joghurtbasis. So ist beispielsweise der Kefir zum Linseneintopf mit Geflügelfleisch absolut denkbar.

Die vielen erlaubten Lebensmittel sind eine dankbare Komponente für ein genussvolles Mittagessen: Es lassen sich mit den genannten Lebensmitteln sowohl orientalische als auch südamerikanische, asiatische und klassisch deutsche bzw. europäische Speisen realisieren. Zudem ist ein reichhaltiges Mittagessen möglich, welches sich sogar aus drei Gängen zusammensetzt. Wichtig ist nur, dass Sie auf die Menge der eingenommenen Kalorien achten. Berücksichtigen Sie zudem erneut den jeweiligen Ernährungstypen, dem Sie sich zuordnen:

Stellen Sie beispielsweise fest, dass Sie zu 100 % dem Nomaden-Typ zuzuordnen sind, dann ist eine geringe Kohlenhydrataufnahme angeraten. Hier wäre ein mögliches Mittagessen beispielsweise etwas Gemüse und dazu ein saftiges Lammkotelett. Gemüse enthält wenig Kohlenhydrate, Lammkotelett wiederum hauptsächlich Eiweiß.

Sollten Sie zu 100 % Ackerbauer sein, dann empfiehlt sich ein Übergewicht der Kohlenhydrate, wobei Nudeln mit Gemüse und Tofu eine Option darstellen. Tofu enthält etwas pflanzliches Eiweiß, aber ebenso Kohlenhydrate. Nudeln haben Ihren Brennwert größtenteils dem Kohlenhydratgehalt zu verdanken.

Hinweis!

Es geht also alles in allem bei den erlaubten Lebensmitteln nur um eine Auswahl, die Sie anhand Ihres Ernährungstyps nochmals unterteilen müssen. Dies gilt für Frühstück, Mittagessen und Abendessen gleichermaßen.

Weswegen kein fetthaltiges Schweinefleisch Teil der Ernährung sein soll, lässt sich anhand des hohen Gehalts an gesättigten Fettsäuren erklären: Diese sind erwiesenermaßen der Gesundheit nicht zuträglich und dementsprechend zu meiden.

Abendessen: Optimale Grundlagen für die Fettverbrennung schaffen!

Am Abend sind die Kohlenhydrate limitiert und die Eiweiße im Fokus. Der Grund dafür ist bereits im Verlaufe dieses Buches genannt worden. Ein verschwindend geringer Kohlenhydratkonsum bewirkt nämlich, dass die Fettzellen sich nicht öffnen und anstelle des Insulins der Gegenspieler Glukagon aktiviert wird, der die Fettverbrennung optimiert. Nun wurde eine fast schon kryptische Begriffskombination angewandt, die Ihnen die Sachlage nur dürftig erklärt: Verschwindend geringer Kohlenhydratkonsum. Mit dieser Begriffskombination ist gemeint, dass dem Körper nur die Kohlenhydrate zugeführt werden, die unvermeidbar sind, weil sie beispielsweise einen geringen Anteil des Gemüses oder der Milchprodukte ausmachen.

Dementsprechend sind folgende Lebensmittel zum Abendessen gestattet:

- Fisch
- Fleisch (außer fettreiches Schweinefleisch)
- Kohlenhydratarmes Gemüse
- Eier
- Milchprodukte

Als Getränke dürfen Sie von Wasser und Tee Gebrauch machen. Rein ernährungsphysiologisch spricht nichts dagegen, sich eine Tasse Kaffee zu genehmigen, doch mindert dies durch das Koffein die Nachtruhe. Der letzte Kaffee ist dementsprechend mehrere

Stunden vor dem Zubettgehen zu trinken. Kefir, Buttermilch und
Molke sind zum Abendessen erlaubt.

Hinweis!

Sollten Sie ganz nach dem Prinzip des Genusses ein Glas Wein
oder ein kleines Bier trinken wollen, ist dies erlaubt. Im Idealfall
greifen Sie wegen der enthaltenen Kohlenhydrate gegen Mittag
darauf zurück. Insbesondere der Rotwein hat aufgrund seiner anti-
oxidativen Wirkung und des Gehalts an sekundären Pflanzenstoffen positive Wirkungen auf die Gesundheit, sofern er in geringen
Mengen konsumiert wird.

Die Top 5 Lebensmittel für die Nacht-Diät!

Es existiert eine Vielfalt an Lebensmitteln, die positive Auswirkungen auf die Gesundheit haben. Folglich stellt dieses Kapitel keinen
Anspruch darauf, tatsächlich die fünf besten Lebensmittel abbilden
zu können, die es für die Nacht-Diät oder sonstige Ernährungsformen gibt. Es handelt sich stattdessen um fünf Lebensmittel,
die unter vielerlei Gesichtspunkten für die menschliche Gesundheit von Vorteil sind und optimal mit dem Prinzip der Nacht-Diät
harmonieren. Die fünf Lebensmittel, die mit ihren Charakteristika
näher vorgestellt werden und idealerweise einen festen Platz beim
Abnehmen über Nacht einnehmen, sind die folgenden:

- Meeresfisch
- Griechischer Joghurt
- Olivenöl
- Avocado
- Geflügel

Meeresfisch

Meeresfisch hat gegenüber Flussfisch einen entscheidenden Vorteil: Den Jodgehalt! Jod – Sie dürften sich erinnern – ist jener Mineralstoff, der für die einwandfreie Funktion der Schilddrüsenhormone T_3 und T_4 verantwortlich ist. Tritt hier ein Mangel auf, so drohen Müdigkeit, Schlappheit und Gewichtszunahmen. Nun mag es jodiertes Speisesalz geben, doch die Krux mit jodiertem Speisesalz ist, dass es immer noch Salz ist. Ergo: Da ein Überschuss an Salz den Blutdruck erhöhen und die Nieren belasten kann, ist angeraten, ein moderates Salzen der Speisen vorzuziehen und dafür über möglichst frischen und hochwertigen Meeresfisch den Jodbedarf zu decken. Dessen Konsum geht nämlich mit einem hohen Eiweißgehalt einher, welches zudem eine hochprozentige biologische Wertigkeit mit sich bringt. Greifen Sie dabei gern zu fettreichem Meeresfisch! Denn die hier enthaltenen Fettsäuren sind im Gegensatz zu denen im fettreichen Fleisch ungesättigt, was für die Gesundheit vorteilhaft ist. Weswegen Meeresfisch dem Flussfisch vorzuziehen ist, ist anhand der vorteilhaften Fettsäurenkonstellation sowie des Jodgehalts beantwortet.

Griechischer Joghurt

Unter all den Milchprodukten mag nun der griechische Joghurt als die ausgefallenste Wahl erscheinen. Falls Sie bisher noch nicht mit dieser Art des Joghurts in Berührung gekommen sein sollten, so dürfen Sie beruhigt sein: Griechischer Joghurt ist in größeren Supermärkten wie EDEKA, REWE und LIDL stets erhältlich. Somit müssen Sie *keine* zusätzliche Zeit investieren, um die Zutat in einem spezialisierten Geschäft zu kaufen, was mehr Komfort und Stressfreiheit für Sie bedeutet!

Seine Mehrwerte ähneln denen anderer Milchprodukte, fallen jedoch ausgeprägter aus, was dem Herstellungsprozess des Joghurts zu verdanken ist. Dieser erfolgt durch die Verwendung von vier Mal so viel Milch wie bei herkömmlichen Joghurt-Produkten. Die Milchsäurebakterien reichern den Joghurt an, woraufhin er lange abtropft und eine cremige Konsistenz erhält, die mit anderen Speisen harmoniert. Gesundheitliche Vorteile sind durch den Gehalt an folgenden Nährstoffen gegeben:

- Kalzium zur Stärkung von Knochen
- Eiweiß zum Aufbau von Muskelmasse und weiterem Gewebe sowie eine langanhaltende Sättigung
- Probiotische Bakterien, die die Gesundheit des Darmes optimieren können, indem sie für ein Gleichgewicht im Darm sorgen

Mit diesen Eigenschaften bringt sich der Joghurt für sämtliche vier Ernährungstypen für ein eiweißreiches Abendessen vielversprechend zur Debatte. Eine denkbare Option wäre ein griechischer Joghurt, der um Nüsse und Leinöl ergänzt ist. Hier gehen hochwertige Fettsäuren und das am Abend wichtige Eiweiß Hand in Hand. Da es griechischen Joghurt in besonders fettarmen Varianten gibt, lässt sich der Kaloriengehalt einzelner Speisen optimal variieren.

Hinweis!

Was den griechischen Joghurt im Vergleich mit dem Naturjoghurt und anderen Milchprodukten zur bevorzugten Wahl macht, ist der beträchtlich höhere Gehalt an Eiweiß sowie Probiotika. Zugleich ist der Kohlenhydratgehalt geringer und geht gen Null.

Olivenöl

Das Olivenöl verdankt sein hohes Ansehen in der Ernährungswissenschaft seiner umfangreichen und vorteilhaften Wirkung auf den Organismus. Wenig wundert es, dass das Olivenöl nahezu Teil einer jeden gesunden Ernährungs- bzw. Diätform ist: Von der ketogenen Ernährung über die mediterrane Diät bis zum hier vorgestellten Abnehmen über Nacht. Dabei wird Olivenöl häufig wegen seiner vorteilhaften Fettkonstellation gelobt, obwohl es so viele weitere wichtige Inhaltsstoffe hat (vgl. Frohn, 2012: S. 15 ff.):

- Vitamine: E, A und D, u. a. zur Förderung der Gefäßgesundheit, Bekämpfung freier Radikale und Verbesserung der Fruchtbarkeit
- Mineralstoffe und Spurenelemente: Kalium, Kalzium und Magnesium, u. a. zur Stärkung der Knochen und Zähne, Verbesserung des Wasserhaushalts und Senkung der Schädigungen durch Stress
- Phenole: Positive Wirkung auf das Herz-/Kreislaufsystem sowie die Dehnbarkeit der Gefäße

Zweifelsohne lässt sich erkennen, dass einige der Wirkungen der Inhaltsstoffe im Olivenöl in direkte Verbindung mit den Schwerpunkten der SiS-Diät zu bringen sind. Was in der Praxis in der Küche hervorsticht, ist eine beeindruckende Vielfalt, die das Olivenöl beim regelmäßigen Einsatz offenbart: Es lässt sich in seiner kaltgepressten Form sowohl für kalte Speisen als auch zum Braten und Kochen einsetzen. Der Vollständigkeit halber ist zu erwähnen, dass Öl aus Kältepressung den höchsten Gehalt an wertvollen Inhaltsstoffen aufweist und darüber hinaus seinen charakteristischen Geschmack behält. Nun haben andere Öle den Nachteil, zum Braten und Kochen nur dann geeignet zu sein, wenn sie ultrahocherhitzt sind, da sie in der kaltgepressten Form bei Erhitzung Giftstoffe freisetzen, die dem Organismus schaden. Doch das Olivenöl ist neben dem Erdnussöl eines der wenigen Öle, die auch kaltgepresst erhitzt werden können. Dies bedeutet für Sie: Eine vielfache Verwendung in der Küche steht nichts im Wege.

Wussten Sie schon?

Was beim Olivenöl an der Fettsäuren-Konstellation zu loben ist, ist der hohe Anteil einfach ungesättigter Fettsäuren (55 bis 83 Prozent). Die mehrfach ungesättigten Fettsäuren liegen bei vier bis 20 Prozent und den Abschluss bilden die unerwünschten gesättigten Fettsäuren mit einem geringen Anteil von acht bis 14 Prozent. Die ungesättigten Fettsäuren haben präventives Potenzial bei Krankheiten. Zudem senken sie das schädliche LDL-Cholesterin und erhöhen die Werte des für die Gesundheit wichtigen HDL-Cholesterins.

Avocado

Die letzten Jahre haben die Avocado zunehmend populär werden lassen. Dies betrifft allem voran die Jugend: War die Frucht früher ein Buch mit sieben Siegeln, entdeckt nun auch die jüngere Generation zunehmend Gefallen an dem Lebensmittel, für das sich die Superlative förmlich überschlagen:

- Es hat – wie bereits das Olivenöl – eine optimale Fettsäurenkonstellation, die einen in Relation zum Olivenöl noch geringeren Gehalt an gesättigten Fettsäuren mit sich bringt und umso mehr ungesättigte Fettsäuren liefert
- Der hohe Gehalt an Ballaststoffen sorgt für eine gute Verdauung und fördert somit die Darmgesundheit
- Ein vielfältiger Gehalt an Vitaminen stellt die Funktion verschiedenster körperlicher Abläufe sicher; beispielsweise wird durch das Folat die Zellteilung und -neubildung gefördert

Obendrein lässt sich die Frucht auf verschiedenste Arten zubereiten. Ob Sie nun ein Püree selbst machen möchten oder aber Avocado-Sauce und Avocado-Dip anpeilen: Die Frucht steht Ihnen zur Verfügung, um kreativste Zubereitungsweisen zu entdecken!

Hinweis!

Tatsächlich zählt die Frucht Avocado nicht zum Gemüse, sondern zum Obst. Es ist eine besondere Obstsorte, die keinen Zucker enthält, sondern stattdessen einen für Obst ungewöhnlichen Fettgehalt aufweist. So vorteilhaft die Fettsäuren für die Gesundheit auch sei mögen, ist dennoch angeraten, den Avocado-Konsum in moderaten Mengen zu halten, damit es nicht zu einem Kalorienüberschuss kommt, der einer erfolgreichen Diät im Wege steht.

Geflügel

Beim Konsum von Geflügel gibt es des Öfteren weit auseinanderdriftende Meinungen, da auch die Studienlage uneinig ist. So sorgen Veröffentlichungen wie in der Zeitschrift *Focus*, einem angesehenen Online-Magazin, Geflügel sei ebenso ungesund wie rotes Fleisch, für Verwirrung. Das Problem allgemein mit Studien ist jedoch, dass diese sich gezielt steuern lassen. Da die Objektivität somit in vielen Fällen in Frage zu stellen ist, verbleiben die logische Schlussfolgerung und der wissenschaftliche Verstand, um eine Beurteilung über den gesundheitlichen Wert von Geflügel zu fällen.

Dabei greifen die verschiedensten Kriterien, wozu allem voran die Frage nach der Art der Haltung gehört. Zweifelsohne lässt sich bereits jetzt aussagen, dass die Zusammensetzung des Geflügelfleisches fettarm ist und noch dazu aus größtenteils ungesättigten Fettsäuren besteht. Außerdem werden in weiten Teilen der Bevölkerung Fleischarten selten mit Vitaminen und Mineralstoffen in Verbindung gebracht, doch eben diese sind im Geflügelfleisch reichhaltig vorhanden. Ein paar Beispiele:

- Vitamin B_{12} zur Optimierung der geistigen Leistungsfähigkeit und Vorbeugung von Demenz

- Eisen zur Bildung des Blutfarbstoffs Hämoglobin und zum Sauerstofftransport
- Zink für eine Stärkung des Immunsystems

Wussten Sie schon?

Insbesondere Veganer haben nach mehreren Jahren Veganismus mit einem Mangel an Vitamin B_{12} zu kämpfen. Grund dafür ist, dass dieses Vitamin – übrigens auch Cobalamin genannt – nur in tierischen Produkten enthalten ist. Gerüchte über Gehalte von Vitamin B_{12} in Petersilie sowie der Nori-Alge halten sich hartnäckig, jedoch ist hierbei davon auszugehen, dass – wenn überhaupt – nur unzureichende Mengen an Vitamin B_{12} enthalten sind.

Schlussendlich vereint Geflügel neben einem guten Fettsäuren-profil zudem einzelne Mikronährstoffe in sich, die es nur in ge-ringen Mengen in anderen Lebensmitteln gibt. Dies beantwortet zugleich die Frage, ob Fisch ein ausreichender Ersatz für Geflügel bzw. Fleisch allgemein ist: Nein, da Geflügel und Fleisch Mikro-nährstoffe enthalten, die Fisch nicht in den Ernährungsplan bringt. Somit raten auch Wissenschaftler dazu, Fisch und Fleisch ausge-wogen im wöchentlichen Speiseplan zu verteilen. Geflügel wieder-um empfiehlt sich mit seinem geringen Fettgehalt fürs Abendes-sen und auch beim Mittagessen spielt es eine hilfreiche Rolle, da es den Stoffwechsel und Verdauungstrakt nicht so lange wie das fetthaltige Schweinefleisch belastet.

Wieso ausgerechnet diese fünf Lebensmittel?

Um die Vorstellung dieser fünf Lebensmittel zu einem nachvoll-ziehbaren Abschluss zu bringen und deren Berechtigung kompakt zu untermauern, folgt an dieser Stelle eine Erklärung, wieso ausgerechnet diese fünf Lebensmittel näher vorgestellt wurden.

Eine Ernährung mit sämtlichen Gemüsesorten und zahlreichen pflanzlichen Produkten liefert bereits wertvolle Bestandteile einer ausgewogenen Diät. Auch tierische Produkte wie Eier und Milcherzeugnisse zeugen von einer hohen Qualität. Doch die Frage muss sein, welche Lebensmittel eine möglichst hohe Nährstoffdichte mit sich bringen; sprich: Wo ist der höchste Mehrwert für den menschlichen Körper bereits in einer geringen Menge des jeweiligen Lebensmittels gegeben? Darüber hinaus zählt die Frage nach der Kompatibilität mit dem Konzept des Abnehmens über Nacht ebenfalls. In Anbetracht dieser Dinge lässt sich bei sämtlichen Lebensmitteln feststellen:

- Die vorgestellten Lebensmittel, die Eiweiß enthalten, liefern hochwertiges Protein mit optimaler biologischer Wertigkeit
- Das Vorhandensein essenzieller Mikronährstoffe wie Jod, Eisen, Vitamin B_{12} und weiterer Komponenten beugt Mangelerscheinungen vor
- Fettsäuren, die beim ursprünglichen SiS-Prinzip bzw. bei der herkömmlichen Insulin-Trennkost vernachlässigt und nicht explizit angesprochen werden, werden durch diese Lebensmittel hochwertig abgedeckt, was eine vollwertige Diät ermöglicht
- Bis auf Geflügel und Fisch (morgens zu meiden) eignen sich sämtliche der fünf genannten Lebensmittel zu jeder Mahlzeit des Tages
- Der griechische Joghurt sowie die Avocado fördern potenziell die Verdauung und ermöglichen – am Abend eingenommen – einen wohltuenden Start in den Tag

Im Sinne einer ausgewogenen Ernährung ist dennoch nicht verlangt, diese Lebensmittel zum täglichen Teil des Speiseplans zu machen. Jedoch fördert eine wohl dosierte und mehrmals in der Woche stattfindende Einnahme dieser Lebensmittel das Erreichen des Diät-Ziels sowie das Wohlbefinden dabei.

Fazit: Ernährungstypen erkennen, Nährstoffverteilung planen und Lebensmittel wohlüberlegt aussuchen!

Dieses Kapitel hat die Grundlagen gezeigt, auf der das Abnehmen über Nacht fußt. Es orientiert sich an der Ernährung nach dem SiS-Prinzip, wird aber unter diesem Namen in diesem Buch nicht geführt. Grund dafür, dass Sie im Rahmen dieses Ratgebers ein im Vergleich zur SiS-Ernährung leicht abgewandeltes Konzept erhalten, ist die Wichtigkeit hochwertiger Fettquellen. Werden diese in der ursprünglichen Ernährung nach dem SiS-Prinzip vernachlässigt, räumt dieses Buch – wie Sie bereits sehen konnten – den Quellen wertvoller ungesättigter Fettsäuren einen festen Platz ein. Dies steht der Insulin-Trennkost von der Umsetzung her jedoch keineswegs im Wege. Diese lässt sich nach wie vor realisieren und erfolgt mittels der Einteilung in einen der vier Ernährungstypen. Probieren Sie aus, mit welchem Ernährungstypen Sie sich am wohlsten fühlen, aber lassen Sie sich pro Ernährungstyp mindestens zwei Wochen Zeit, um vernünftig die Wirkung und Ihr Wohlbefinden beurteilen zu können. Sobald Sie Ihren richtigen Ernährungstyp entdeckt haben, suchen Sie sich die Lebensmittel und Rezepte wohlüberlegt aus. Integrieren Sie den Sport und sorgen Sie für einen erholsamen Schlaf. Letzterem – dem Schlaf – widmen wir das nächste Kapitel.

Lebenskunst Schlaf: Rolle des Schlafs für eine funktionierende Gesundheit, Umgang mit Problemen und Schaffung von Lösungen

Dass eine derartige Tätigkeit wie der Schlaf so viele Faszinationen, wie in diesem Kapitel geschildert, bereithält, ist für die meisten Personen verwunderlich. So wird es womöglich auch Ihnen widerfahren, wenn Sie sich mit diesem Kapitel auseinandersetzen. Tatsächlich ist Schlaf nämlich ein vonseiten des Gehirns und Körpers sehr aktiver Prozess, der obendrein für die Gesundheit eine unerlässliche Wirkung hat. Nun beschweren sich Personen häufig über eine unausgewogene Nachtruhe. Dass einzelne Geschehnisse Albträume bereiten, ist hiermit nicht gemeint, da sich dies nicht verhindern lässt. Vielmehr geht es um die Problematik, dass einige Personen über mehrere Wochen, Monate oder gar Jahre chronische Schlafprobleme aufweisen. Sie werden die möglichen Hintergründe dieser Problematiken lernen und ebenso erfahren, wie sich Schlafprobleme lösen lassen und ein erholsamer Schlaf zur Realität wird. Dieses Kapitel gibt Ihnen aber auch dann hilfreiche Tipps, falls Sie bereits gut schlafen und Ihren Schlaf noch weiter optimieren möchten.

Vom Einschlafen, Schlafen und Aufwachen

Während die Wissenschaft sich seit Anbeginn der Schlafforschung verstärkt mit den Auswirkungen der Schlafphase auf die Gesundheit beschäftigte, wurde lange Zeit die Wirkung der Einschlafphase übersehen. Tatsächlich jedoch tritt bereits beim Einschlafen eine Reihe an Reaktionen im Körper ein, wozu u. a. die Ausschüttung von Hormonen gehört, die wichtig für die menschliche Gesundheit sind (vgl. Stiftung Warentest, 2002: S. 28 ff.):

- Stadium 1: Es tritt eine Entspannung in diesem Einschlafstadium ein, welche eine ruhigere Atmung zur Folge hat. Bereits jetzt setzt die Ausschüttung des Wachstumshormons ein, was die Regeneration des Immunsystems sowie die körperlichen Reparaturprozesse begünstigt.
- Stadium 2: Es liegt ein leichter, aber bereits echter Schlaf vor. Im EEG (Elektroenzephalographie; Messung der Gehirnaktivität) lassen sich Schlafspindeln erkennen, die wichtige Schlafsignale sind.
- Stadium 3 und 4: Diese Stadien werden als Tiefschlaf bezeichnet, welcher für die Gesundheit dahingehend wichtig ist, als dass der Körper hier die höchste Menge an Pro-

teinen produziert. Auch werden Wachstumshormone erzeugt.

- Stadium REM: Bei diesem Traumschlaf bewegen sich die Augen gelegentlich beschleunigt, woher der Name *Rapid Eye Movement* rührt. Das Gehirn ist doppelt so stark durchblutet wie in den anderen Schlafphasen. Nervensystem und Psyche regenerieren in diesem Stadium.

Diese Stadien werden mehrmals in der Nacht durchlaufen. Üblicherweise verhält sich der Ablauf so, dass der Mensch bei der REM-Phase fast aufwacht, aber dann wieder einschläft und die Stadien von vorn durchläuft. Insbesondere das REM-Stadium erweist sich als faszinierend, da es die lebhaftesten und intensivsten Träume mit sich bringt. So ist wenig verwunderlich, dass im Gegensatz zu den anderen Schlafphasen im REM-Stadium der Blutdruck ansteigt und die Herzfrequenz sowie Atmung beschleunigt werden. Auch die Durchblutung der Geschlechtsorgane nimmt stark zu. Darüber hinaus geht die Wissenschaft davon aus, dass in diesem Stadium das Gehirn die Gedanken und Informationen des Tages als wichtig abspeichert oder als unwichtig aussortiert.

Neben diese Stadien treten bei einem erholsamen Schlaf im Verlaufe der Nacht zu bestimmten Uhrzeiten Reaktionen des Körpers ein, die auf den Morgen vorbereiten. Dazu gehört u. a. eine erhöhte Bewegung im Magen-Darm-Trakt in der zweiten Hälfte der Nacht. Ebenso ist die Aktivität von Schilddrüse, Nieren und Leber hoch. Da diese Prozesse aus Gründen der Energieersparnis tagsüber nur reduziert stattfinden, ist der Schlaf für eine Entgiftung, Entwässerung und Ausschüttung der Schilddrüsenhormone essenziell. Wachen wir schließlich auf, so ist der morgendliche Toilettengang ein positives Zeichen und ein Signal für eine gesunde Magen-Darm-Aktivität während des nächtlichen Schlafs.

Hinweis!

Das Stresshormon Kortisol wird des Öfteren in negativem Kontext benannt. In Wirklichkeit hat es beim morgendlichen Aufwachen beispielsweise auch eine positive Wirkung. Durch dessen Ausschüttung wird der Körper nämlich aufs Aufwachen vorbereitet, um konzentriert und wach in den Tag zu starten. Im Optimalfall beginnt dessen Ausschüttung und der Rückgang der Wachstumshormonausschüttung gegen 3 Uhr nachts. Gegen Abend hingegen sollte das Stresshormon bei gesunden Menschen nicht ausgeschüttet werden, um ein erholsames Einschlafen sicherzustellen.

Konsequenzen schlechter Schlafqualität für Körper und Psyche

Anhand der Magen-Darm-Aktivität und der Hormonausschüttung dürfte bereits der Zusammenhang mit dem Thema Ernährung klargeworden sein. Falls nicht, dann blitzt er spätestens jetzt durch. Denn schlechte Schlafqualität bzw. zu wenig Schlaf hinterlassen bereits nach einer Woche konsequenter Praxis deutliche negative Auswirkungen:

- Hohe Ausschüttung des Stresshormons Kortisol während der Nacht
- Produktion der Schilddrüsenhormone im Ungleichgewicht
- Blutzuckerwerte erhöhen sich

Bereits diese Symptome ähneln den Stadien einer Zuckerkrankheit. Hinzu kommt, dass die ausbleibende Nachtruhe dazu verleitet, zum Kühlschrank zu schreiten und aus Langeweile zu essen. Erwähnt werden sollen auch die Auswirkungen auf das Gehirn: Durch den Schlafentzug gehen die Aufmerksamkeitsspannen sowie Koordinations- und Reaktionsfähigkeit zurück. (vgl. Stiftung Warentest, 2002: S. 37)

Die Psyche wiederum leidet unter gestiegener Reizbarkeit, Unzufriedenheit und im schlimmsten Fall bei dauerhaftem Schlafmangel sogar an Depressionen.

Ohne Schlaf ein großes Verdauungsproblem!

Nehmen wir den Aspekt der Verdauung, bei dem bereits durchklang, dass Schlaf die Verdauung fördert, noch etwas genauer unter die Lupe. Was damit in Zusammenhang meist weniger hervorsticht, ist die sogenannte Langzeitverdauung. Neben der Verdauungsarbeit direkt nach dem Essen, die bis zu vier Stunden dauert und unter verstärkter Magensäureproduktion verläuft, gibt es die Langzeitverdauung, die während der Nacht stattfindet. Tatsache ist, dass der Nahrungsnachschub, der tagsüber mit jeder Mahlzeit immer wieder aufs Neue erfolgt, die Langzeitverdauung an der Arbeit hindert. (vgl. Zulley, 2005: S. 68) Dementsprechend wäre es ohne die Nachtruhe nie möglich, die Nahrung komplett zu Ende zu verdauen und dem Körper verfügbar zu machen. Vier Stunden vor dem Schlafengehen ist der ideale Zeitpunkt für das Abendessen, da bis zum Schlafbeginn dann die Erstverdauung ihrer Arbeit nachgekommen ist und genug Zeit für die Endverdauung bleibt.

Wenn Schlaf zum Problem wird

Nicht falsch verstehen: Grundsätzlich ist Schlaf nie ein Problem. Dies ist nur in der Wahrnehmung von Personen der Fall, die meinen, zu wenig bzw. zu viel zu schlafen, nicht einschlafen können oder immer wieder – gestört von Albträumen oder anderen Umständen – aufwachen und einen nicht erholsamen Schlaf erleben. Dieses Unterkapitel führt Sie in die verschiedenen Arten der Probleme ein, die im Kontext mit dem Schlaf auftreten können. Unter Umständen werden Sie sich dadurch eines Problems bewusst, welches Sie bisher kaum wahrgenommen haben, Ihnen aber dennoch geschadet hat. Die Lösungen für diese Probleme erhalten Sie direkt anbei.

Probleme bei Einschlafen und Durchschlafen sowie deren Lösungen

Das Einschlafen kann aus vielerlei Gründen zum Problem werden:

- Lärm zuhause oder in der Nachbarschaft
- Fehlerhafte Konditionierung
- Erkrankungen
- Alkohol und Tabletten
- Nachtschichten

Lärm zuhause oder in der Nachbarschaft

Beginnen wir mit der Betrachtung des wohl kompliziertesten Faktors, der zugleich schwer zu lösen ist: Dem Lärmpegel. Tatsache ist, dass – sogar, wenn wir es so nicht empfinden – Lärm in unserem Körper eine negative Reaktion auslöst. Diese äußert sich u. a. in dem Anstieg des Stresshormons Kortisol. An laute Geräusche gewöhnt man sich nie. (vgl. Stiftung Warentest, 2002: S. 54 f.) Glücklicherweise ist Lärm von den Nachbarn leicht aus dem Weg zu räumen, da es Gesetze seitens des Staates gibt, die einen hohen Lärmpegel verbieten. Dementsprechend dürfen weder Geräte wie Mähroboter, Staubsauger und Ähnliches verwendet werden, noch ist das Zelebrieren lautstarker Partys während der Nachtruhe gestattet. Obendrein ist in der Regel sogar das Duschen in Wohnblöcken ab 22 Uhr untersagt. Daran halten sich die meisten Nachbarn. In Sonderfällen helfen Beschwerden bei Vermietern. Seien Sie an dieser Stelle um Ihrer eigenen Gesundheit Willen nicht zu tolerant! Denn Schlafstörungen etablieren sich stärker, als Sie glauben, wenn bestimmte Voraussetzungen wie ein hoher Lärmpegel über einen längeren Zeitraum gegeben sind. Problematischer wird es hingegen bei der Beseitigung von Lärm, wenn dieser durch Ihre eigenen Babys verursacht wird. Hier gilt: Augen zu und durch! Sehr wohl können Sie mit Ihrem Partner ein kleines „Schichtsystem" einrichten und die Verantwortung für die Kinder aufteilen, damit Sie beide ausreichend Schlaf in der Nacht erhalten.

Fehlerhafte Konditionierung

Einen interessanten und wahren Aspekt greift Pr. Dr. Jürgen Zulley in seinem Werk *Mein Buch vom guten Schlaf* (2005, S. 192) auf, in welchem er von „antrainierten Schlafstörungen" berichtet. Dabei greift er zur Veranschaulichung auf die Erzählung über den Pawlowschen Hund zurück, der in seinem Zwinger erst zu fressen bekommt, sobald eine Glocke läutet. Irgendwann läutet die Glocke noch, aber das Futter kommt nicht mehr, doch dem Hund läuft dennoch das Wasser im Mund zusammen. Denn, konditioniert wie er wurde, bedeutet die Glocke, dass das Futter kommt. Selbiges lässt sich auf den Menschen übertragen, schließlich kommt der Spruch, wir Menschen seien Gewohnheitstiere, nicht von ungefähr.

In Bezug auf Schlafstörungen meint dieser Sachverhalt folgendes Phänomen: Wenn wir beginnen, im Bett zu arbeiten, fernzusehen oder andere – nicht mit Nachruhe und Einschlafen verbundene – Dinge zu tun, dann konditionieren wir uns schlimmstenfalls darauf, uns die Nachruhe zu nehmen. So läutet das Bett nicht die Entspannungsphase ein und das Einschlafen wird erschwert. Denselben Sachverhalt äußern neben Pr. Dr. Jürgen Zulley auch Dr. med. Heike Kovács & Monika Preuk im Werk *Jeder kann schlafen* (1998, S. 5), indem die beiden Verfasser nahelegen, Geräte wie Fernseher, Computer und sogar Telefone aus dem Schlafzimmer zu verbannen, um den Raum zum Schlafen zu lassen.

111

Dementsprechend gilt auch für Sie die Empfehlung, gern am Abend mit Partner, Kindern, Familie oder allein in aller Ruhe zu essen, danach im Wohnzimmer einen Film oder die Lieblingsserie zu gucken, zu arbeiten oder anderen Tätigkeiten nachzugehen, aber in jedem Fall das Schlafzimmer nur zum Schlafen zu nutzen. Anstelle des Smartphones empfiehlt sich ein klassischer Wecker zum Aufwachen.

Erkrankungen

Eine Reihe an Erkrankungen steht dem Einschlafen im Weg. Dies trifft insbesondere auf Erkrankungen zu, die Schmerzen verursachen. Rheuma, Kopfschmerzen wie durch Migräne, Nervenentzündungen und Phantomschmerzen sind Beispiele dafür. Berühmt ist das sogenannte *Restless Legs Syndrom*; zu Deutsch: Syndrom der unruhigen Beine. Damit verbundene Beschwerden in den Beinen (vgl. Stiftung Warentest, 2002: S. 60):

- Kribbeln
- Brennen
- Zucken
- Ausschlagende Bewegungen

Für Personen mit diesen Beschwerden ist der Besuch eines Schlaflabors für medizinische Untersuchungen richtig. Neben der eventuell empfohlenen und verordneten Einnahme von Medikamenten oder Durchführung von Therapien gibt es diverse natürliche Methoden, durch die sich das Syndrom der unruhigen Beine reduzieren lässt. Dazu gehören z. B. Morgengymnastik sowie eine ausgewogene Ernährung. Denn eine ausreichende Versorgung mit B-Vitaminen und Magnesium haben das Potenzial, muskulären Beschwerden entgegenzuwirken.

Was die restlichen Erkrankungen und Schmerzen angeht, so ist ebenfalls zunächst ein Gang zum Arzt erforderlich. Eine gesunde und ausgewogene Ernährung beugt dem Aufkommen solcher Erkrankungen jedoch vor, sodass eine Ernährungsform, die wie das Abnehmen über Nacht die Gesundheit fördert, immer empfehlenswert ist.

Alkohol und Tabletten

Alkohol und Tabletten sind ein zweischneidiges Schwert. Während dem Glas Wein am Abend vereinzelt noch positive Effekte auf die Gesundheit abgewonnen werden können, ist ein übermäßiger Konsum über einen längeren Zeitraum ein Garant für früher oder später eintretende Schlafstörungen. Dem Mythos, Alkohol würde das Einschlafen beschleunigen und verbessern, lässt sich entgegensetzen, dass der Schlaf – falls er denn wirklich schneller eintritt – unruhiger ist. So werden beispielsweise die REM-Stadien dahingehend verändert, als dass es eher zu Albträumen kommt und der Stoffwechsel durch vermehrte Schweißbildung belastet wird. (vgl. Kovács & Preuk, 1998: S. 20) Einige Tabletten haben, ärztlich verordnet, das Potenzial, Schlafstörungen zu mindern. Doch das Risiko von Nebenwirkungen wiegt schwer. Daher gilt die Empfehlung, mit dem Arzt nach natürlichen Lösungen zu suchen und darüber hinaus den Alkoholkonsum auf das gelegentliche „Glas für Genießer" zu beschränken.

Nachtschichten

Nachtschichten – allem voran bei wechselnden Schichten – sind ein Problem für die Gesundheit. Personen, die ihre eigene innere Uhr des Berufs wegen zwingen, andere Wege zu gehen, und nachtsüber wach bleiben, werden erwiesenermaßen nie in der Lage sein, bei der Arbeit eine Qualität an den Tag zu legen, die derer der tagsüber arbeitenden Kollegen entspricht. Konzentration und körperliches Leistungsvermögen werden stets geringer sein. (vgl. Kovács und Preuk, 1998: S. 23) Wenn Sie nachts arbeiten, lässt sich dies nicht umgehen. Sobald Sie den Schlaf tagsüber nachholen, ist angeraten, den Raum komplett abzudunkeln und auch hier vor dem Schlaf kohlenhydratreiche Mahlzeiten zu meiden.

Hinweis!

Sollten Sie ausnahmsweise eine Nacht durchmachen, dann ist das ein normaler Teil des Lebens: Eventuell ist eine Party oder aber ein Großauftrag eines Kunden der gute Grund dafür. Der Körper ist durchaus in der Lage – sollte es Seltenheit sein – eine durchgemachte Nacht gut zu überstehen. Wichtig ist nur, dass Sie im Anschluss nicht acht Stunden bis in den Mittag hinein schlafen, sondern sich auf drei Stunden – beispielsweise ab 5 Uhr bis 8 Uhr – beschränken. Dann müssen Sie den Tag zwar auf Sparflamme verbringen, stellen jedoch Ihren Schlafrhythmus nicht um.

Probleme, die aus dem Alltag mitgeschleppt werden

Neben den bereits erwähnten und direkt den Schlaf behindernden Faktoren erweisen sich die aus dem Alltag mitgeschleppten Grübeleien als weitere ungünstige Aspekte, die den Schlaf beeinträchtigen. Beispielsweise sind Ängste und ein ungeordneter Alltagsablauf sowie Ungewissheiten über Dinge, die bevorstehen, Hindernisse für eine erholsame Nachtruhe. Aus den großen Alltagsproblemen, die den Schlaf behindern, werden folgende drei mit zugehörigen Verbesserungsvorschlägen näher vorgestellt:

- Dauerhafter Stress
- Übermäßiges Pflichtbewusstsein
- Chaotischer Alltagsablauf

Dauerhafter Stress

Stress ist kein Input von außen in das menschliche Gehirn, sondern ein Output des Gehirns. Dies bedeutet, dass die Summe der Dinge und Herausforderungen, die täglich auf uns einprasselt, letzten Endes keinerlei Auskunft darüber gibt, ob wir dies als Stress auffassen. Vielmehr ist es unsere Umgangsweise mit diesen Dingen. Dies bedeutet, dass Sie sehr wohl in der Lage sind, vielen Verpflichtungen nachzugehen, ohne dass dabei gezwungenermaßen Stress aufkommen muss.

Gehen wir beispielsweise davon aus, dass Sie zwei Kinder haben, für die Sie sorgen müssen, Ihrem Job nachgehen und den Haushalt erledigen müssen: Sie können dies als Anreiz nehmen, sich all die Herausforderungen vor Augen zu führen und ob deren Menge zu verzweifeln. Die Folge ist dieselbe, wie es sie bei Depressionen, Angstzuständen und vielem mehr gibt: Ihr Körper schüttet Stresshormone aus, die Ihren Körper für die anstehenden Herausforderungen wappnen. Der Neurotransmitter Noradrenalin fördert die Ausschüttung des Hormons Adrenalin und ebenso wird vermehrt Kortisol abgegeben. Dies ist ein Mix, der Blutdruck, Herzfrequenz, Atmung, Körpertemperatur und muskuläre Anspannung steigert. Da die Aufgaben sich nicht beseitigen lassen, führen sie dazu, dass auch nachts im Bett der Kopf überall ist, nur ganz sicher nicht bei der zum Einschlafen erforderlichen Entspannung. Darüber hinaus steigt das Hungergefühl durch den gestiegenen Grundverbrauch. Zwar sind die Kalorien fürs Erste notwendig, doch werden diese meistens maßlos und auf die Schnelle zugeführt. Da der Schlaf gestört und von vielen Wachphasen durchstreift ist, kommt es durch eine verschlechterte Verdauung zu Problemen oder gar Erkrankungen des Magen-Darm-Traktes.

Übermäßiges Pflichtbewusstsein

Übermäßiges Pflichtbewusstsein resultiert daraus, dass man sich Sorgen um eine Sache macht. So wird die Mutter beispielsweise permanent mit ihren Gedanken bei den beiden Kindern sein, für die sie zu sorgen hat. Letzten Endes ist dies erneut nichts anderes als Stress, nur durch eine bestimmte Eigenschaft und Denkweise hervorgerufen. Hier lohnt es sich, den Blickwinkel zu wechseln und den Kindern sowie den anderen Personen, die ebenfalls für die Kinder sorgen, z. B. dem Ehemann, zu vertrauen.

Chaotischer Alltagsablauf

Dieser Faktor führt ebenfalls zu Stress. Um den Unterschied zu den letzten beiden Punkten herauszustellen: Ein chaotischer Alltagsablauf ist einem schlechten Maß an Organisation geschuldet und hat somit eine andere Ursache. Diesem können Sie einfach vorbeugen, indem Sie einen Kalender anfertigen. Gelegentlich machen wir Menschen uns Sorgen um viele Dinge, die noch fern in der Zukunft liegen und profitieren bereits deutlich davon, wenn wir uns einfach nur schriftlich vor Augen führen, dass wir entspannt sein dürfen, weil alles noch seine Zeit hat.

Lösungsansätze: Ordnung, Entspannung und Ernährung

Sie haben bereits mehrere Lösungsansätze für einen erholten und tiefen Schlaf kennengelernt, die die Senkung des Lärmpegels und die Optimierung der Konditionierung betrafen. Nun sollen Sie tiefergreifende Ratschläge erhalten, die Ihnen nicht nur spontan vor dem Schlafen, sondern über den ganzen Tag verteilt, eine Hilfe sind: Ordnung, Entspannung und Ernährung. Da Letzteres im gesamten Ratgeber eine Rolle spielt, setzen wir uns in diesem längeren Unterkapitel vermehrt damit auseinander, wie Sie Ordnung und Entspannung in den Alltag bringen.

Ordnung: Die Mehrwerte eines geregelten Tagesablaufs

Ordnung herzustellen, bedeutet, den gesamten Tagesablauf wohl überlegt zu planen. Dabei muss Planung keineswegs einen Mangel von Spontanität bedeuten. Beispielsweise ist es Ihnen möglich, an bestimmten Stellen des Tages zwei bis drei Stunden Raum (falls so viel Zeit ist) für spontane Ideen zu lassen; schließlich soll das Leben Spaß machen! Der Vorteil einer Kombination von Planung und Spontanität ist, dass dadurch alle Pflichten erfüllt werden, während zugleich Freiräume verbleiben. Schreiben Sie hierzu die Dinge klar auf, die Sie täglich in Angriff nehmen müssen.

Dem Schlaf einen festen Platz einräumen!

Wenn Sie planen, dann sollten Sie stets dem Schlaf einen festen Platz in den Planungen zuteilen. Dazu gehört nicht nur der Zeit-punkt des Aufstehens wochentags. Auch die Aufstehzeiten am Wochenende gehören klar durchgeplant. Idealerweise stimmen diese mit den Aufstehzeiten wochentags überein, sodass Sie sich nicht umzustellen brauchen. Legen Sie darüber hinaus die Zeit fest, zu der Sie die letzte Mahlzeit einnehmen und sich zum Schlafen ins Bett begeben. Möglicherweise erinnern Sie sich noch: Vier Stunden vor dem Schlafengehen ist der ideale Zeitpunkt, um die letzte Mahlzeit einzunehmen, damit die Langzeitverdauung in der letzten Hälfte der Nacht Ihrer Arbeit nachkommen kann.

Wie viel Schlaf ist richtig?

Als gäbe es eine einheitliche Richtlinie, klingen des Öfteren Behauptungen durch, der Mensch brauche diese oder jene Menge an Schlaf, um vollkommen erholt zu sein. Länger zu schlafen, sei ungesund oder verschwendete Lebenszeit. Dann fragen Sie mal eine Katze, die im Schnitt über 80 % ihres Lebens mit Schlafen ver-bringt! Oder einen Delphin, der mit einer der beiden Gehirnhälf-ten stets aktiv und uns Menschen in diesem Punkt überlegen ist … Was mit diesem Sachverhalt gemeint ist: Es gibt keine Normen bei Lebewesen, was uns Menschen ebenfalls einschließt. Natürlich lassen sich Tendenzen abbilden, die in einzelnen Lebensphasen durchaus stimmen (vgl. Zulley, 2005: S. 99):

117

- Im Alter von 3 bis 5 Monaten liegt der Schlafbedarf mit zehn Stunden pro Nacht im Schnitt am höchsten.
- Ab dem 5. Bis 10. Lebensjahr sinkt der durchschnittliche nächtliche Schlafbedarf auf um die sieben Stunden am Tag und bleibt mit leichten Schwankungen so bis ins hohe Alter bestehen.
- Mit Überschreiten des 60. Lebensjahres etabliert sich eine durchschnittliche Norm von maximal 5 Stunden Schlaf pro Nacht.

Dieses ungefähre Modell trifft auf die meisten Menschen zu: Mit steigendem Alter sinkt das Schlafbedürfnis. Allerdings wirken Medikamente sowie hormonelle Schwankungen dem entgegen. Durchaus existieren demzufolge Fälle, bei denen trotz gestiegenem Alter kein sinkendes Schlafbedürfnis auftritt. Quintessenz: Allgemein richtige Schlafdauern gibt es nicht.

Wichtig ist, um den Schlaf gut in den Tagesplan zu integrieren, dass Sie sich Gedanken über die folgenden Dinge machen:

- Wann schlafe ich persönlich am besten?
- Wie kann ich es einrichten, dass ich bereits vor Mitternacht ins Bett gehe, damit das Wachstumshormon bis 3 Uhr noch in vernünftiger Menge ausgeschüttet werden kann? Welche Zeitspanne kann ich wenn möglich Nacht für Nacht einhalten, damit ich einen festen Schlafrhythmus etabliere?

Reichlich Zeit nach dem Aufwachen einplanen!

Das Aufwachen erfolgt im Optimalfall nicht auf den letzten Drücker. Zum einen braucht nämlich der Körper für gewisse Dinge seine Zeit (vgl. Zulley, 2005: S. 127). Hier einige Tipps:

- Der Körper braucht Zeit, um in den Wachzustand zu schalten. Bleiben Sie liegen und warten Sie eine Weile mit geöffneten Augen.Machen Sie das Licht an lassen Sie es auf sich wirken. So sinkt die Konzentration des Schlafhormons Melatonin.
- Denken Sie Schritt für Schritt, um entspannt in den Tag zu starten und nicht – im Bett liegend – Unlust zu bekommen: Denken Sie also ans wohltuende Duschen und an das leckere Frühstück.Machen Sie Musik an, bei der Sie langsam die Lautstärke steigern, um ohne Lärmschock und mit guter Laune aus dem Bett zu steigen.

Neben der Zeit für den Körper kommt es zum anderen für ein ruhiges Frühstück auf eine großzügige Zeitplanung am Morgen an: Lassen Sie sich Zeit, das Frühstück zuzubereiten und langsam zu verspeisen. Denn da das Sättigungsgefühl erst im Laufe der Zeit eintritt, führt schnelles Essen am Morgen zu einem Überfluss an Kalorien.

Den restlichen Tag stressfrei mit kleinen Zeitpolstern planen!

Planen Sie – nach dem Aufstehen oder am besten am Abend des Vortags – die beruflichen, familiären und sonstigen Pflichten mit kleinen Zeitpolstern. Da im Leben selten etwas genau wie erwartet läuft, und die Dinge tendenziell mehr Zeit in Anspruch nehmen, als gedacht, ist es angeraten, bei jeder Aktivität einen Zeitpolster zu setzen. Gehen die Dinge doch schneller, dann dürfen Sie entspannen. Priorisieren Sie die Dinge zudem richtig: Wenn es viele Dinge gibt, die zeitnah erledigt werden müssen, dann kommen Sie zunächst diesen Pflichten nach, ehe Sie sich anderen Dingen widmen. Dadurch bleiben Ihnen Engpässe in Bezug auf Termine erspart.

Entspannung: Tagsüber durchatmen, nachts profitieren

Es existieren vielerlei Entspannungstechniken, -methoden und -übungen. Diese bringen Ihnen Ruhe im Alltag. Diese Ruhe überträgt sich wiederum bis in die Nacht beim Schlafen hinein. Denn wer tagsüber die Ausschüttung von Stresshormonen verhindert und an deren Stelle Glückshormone rückt, wird bis spät in den Abend hinein profitieren. Eine gesunde und entspannte Haltung wird mit der Zeit zur Gewohnheit und neuen Charakterstärke. Die Ordnung, die Sie im letzten Unterkapitel als einen wesentlichen Faktor kennengelernt haben, trägt bereits durch die regulierten Abläufe dazu bei, dass der Eintritt von Stress unwahrscheinlich wird. Doch der Ordnung zum Trotz können vereinzelt Momente aufkommen, in denen sich der Gedanke etabliert: „Alles, bloß nicht das!" Plötzlich schießen die Emotionen bei einem durch und es entsteht Stress. Dies muss jedoch nicht sein ...

Autogenes Training: Der Hit fürs Unterbewusstsein!

Sie durften bereits lernen, dass Stress dadurch entsteht, wie wir die Dinge auffassen. Dabei ist es allerdings gar nicht so leicht, die Dinge so aufzufassen, dass kein Stress aufkommt. Der Schlüssel liegt nämlich im Unterbewusstsein verborgen, welches tief in uns verankert ist. Das Unterbewusstsein reguliert, wie wir Dinge aufnehmen. Hier sind unsere bereits gemachten Erfahrungen abgespeichert, die unser Handeln beeinflussen. Ebenso schlummern in unserem Unterbewusstsein die zahlreichen Glaubenssätze, die uns prägen. Möchten Sie sich entspannen, dann müssen Sie Ihr innerstes Ich davon überzeugen, entspannt zu sein. Wie Ihnen dies gelingt? Autogenes Training ist eine der Optionen.

Diese Technik basiert darauf, dass Sie sich bestimmte Sätze zusprechen, die Ihnen beim „Abschalten" vom Stress des Alltags helfen:

- Meine Arme sind ganz schwer.
- Meine Füße sind absolut locker.
- Mein Herz schlägt ruhig und rhythmisch.

Was nach einem Marketing-Streich aus einer Fernsehsendung klingt, ist bei näherer Betrachtung und Praxis eine wirkungsvolle Methode zur Entspannung. Erlernen Sie das Autogene Training in einem Kurs an einer der Volkshochschulen oder bei einem professionellen Anbieter im Internet, dann ist eine umfangreiche Wirkung in Aussicht. Denn während Sie praktizieren, fangen Sie damit an, Ihre Gedanken ganz auf den Moment zu konzentrieren und die Atmung bewusst wahrzunehmen. So gleiten Sie in einen meditativen Zustand, von dem aus jedes der autogenen Kommandos seine Wirkung hat. Anfangs werden Sie bei dieser Entspannungsmethode noch lange Zeit brauchen, damit sie wirkt, doch mit der Zeit wird sich die Wirksamkeit verbessern. So werden Sie potenziell in wenigen Sekunden bis Minuten mit den Kommandos eine reale Entspannung hervorrufen können.

Yoga: Sport und Entspannung in Einem

Yoga bietet eine Fülle an Übungen bzw. Positionen, die – richtig praktiziert – die Beweglichkeit verbessern und zu einem größeren körperlichen Wohlbefinden beitragen. Eine wichtige Rolle nimmt jedoch die Atmung ein, die zum Ziel hat, die Achtsamkeit und die Konzentration für den Moment zu schärfen. Dabei muss Yoga keineswegs aus Übungen bestehen, die höchste Dehnbarkeit erfordern. Es gibt für jede Körper- sowie Altersklasse praktikable Übungen. Sind Sie demnächst auch dabei?

Progressive Muskelentspannung

Diese Methode ist viele Entwicklungsstadien durchlaufen und ist nun, nach mehreren Änderungen des Entwurfs, denkbar einfach praktikabel: Setzen Sie sich hin oder legen Sie sich hin. Spannen Sie daraufhin einzelne Muskeln bewusst an, um Sie nach einigen

Sekunden wieder bewusst zu entspannen. Sie können sich kaum vorstellen, wie häufig ein Großteil der Menschen tagsüber angespannt ist und die Muskeln förmlich verkrampft hat, ohne es zu merken. Der Grund dafür ist die Gewohnheit. Die Progressive Muskelentspannung setzt dieser Gewohnheit ein Ende. Nehmen Sie sich nach Möglichkeit täglich für mindestens eine Viertelstunde Zeit, bewusst den Körper zu entspannen und einzelne Muskeln dann anzuspannen sowie wieder zu entspannen. Sie werden im Laufe der Zeit merken, dass Ihr Bewusstsein für den Körper, und was Sie mit diesem machen, steigt. Körperliche Entspannung läuft über die mentale Entspannung; bei der Progressiven Muskelentspannung lernen Sie beides!

Weitere Tipps zur Entspannung

Unmittelbar vor dem Schlafengehen gibt es – speziell für den Abend – noch ein paar abschließende Tipps, um Entspannung Realität werden zu lassen:

- Klaren Schlussstrich ziehen: Sobald der Arbeitstag vorbei ist und Sie den Haushalt oder andere Pflichten erledigt haben, verbannen Sie idealerweise alle anderen Dinge aus Ihrem Kopf und widmen sich genussvoll dem Abendessen, um es mit der Familie, allein oder mit Freunden zu genießen!
- Etablieren Sie feste Rituale vor dem Schlafengehen: Mit der Familie sprechen, auf dem Sofa entspannen, mit Freunden chatten oder telefonieren, Spiele spielen, an die frische Luft gehen, lesen und vieles mehr! Ihrer Kreativität sind keine Grenzen gesetzt, solange Sie das Chatten auf dem Smartphone NICHT ins Bett verlagern.
- Strengen Sie sich nicht zu sehr an, einzuschlafen: Je mehr sich der Mensch anstrengt, desto angespannter ist er. Da dies im Kontrast zum Ablauf des Einschlafens steht, sollten

Sie sich Zeit lassen, falls Sie nicht einschlafen können, und sich noch mehr entspannen!

- Sauberes und sparsam möbliertes Schlafzimmer: Je sauberer und übersichtlicher das Schlafzimmer ist, umso wohler fühlen Sie sich tendenziell darin!

Entspannung ist Übungssache!

Letzten Endes werden Sie üben müssen, um die einzelnen Methoden zu verinnerlichen. Während sich Tipps wie die Möblierung und Hygiene des Schlafzimmers sofort umsetzen lassen, erfordern Übungen wie Yoga, Autogenes Training sowie die Progressive Muskelentspannung mehr Praxis und Hingabe. Sobald Sie diese Übungen konzentriert zu erlernen beginnen, werden sie Ihnen mehr und mehr ins Blut übergehen. Am Ende wird ein entspannteres Ich stehen – vor, im und nach dem Schlaf sowie grundsätzlich im Alltag.

Natürliche Stoffe: Einige Anregungen; speziell zur Entspannung

Zugegebenermaßen existieren keine Stoffe in Lebensmitteln oder Kräutern, denen sich eine spezielle Wirksamkeit zur Entspannung zuordnen lässt. Im Grunde genommen ist alles, was es zur Entspannung braucht, bereits über eine abwechslungsreiche Ernährung abgedeckt. Denn das rege Zusammenspiel aller Vitamine, Mineralstoffe und Spurenelemente gewährleistet eine potenziell entspannende Wirkung. Um jedoch auf die vielversprechendsten und im Rahmen von Gerüchten am meisten im Umlauf befindlichen natürlichen Stoffe bzw. Mittel einzugehen, erhalten Sie im Folgenden vier davon näher vorgestellt:

- Tryptophan
- Resveratrol

- Baldrian
- Ätherische Öle

Tryptophan

Mit Tryptophan liegt eine Aminosäure vor, die zur Entspannung beiträgt, indem Sie das Stresslevel senkt. Darüber hinaus hat die Substanz eine stimmungsaufhellende Wirkung und steht im Ruf, bei Angststörungen zu helfen. Tryptophan ist in folgenden Lebensmitteln in hohen Mengen enthalten:

- Nusssorten: z. B. Cashew, Walnuss, Haselnuss, Erdnuss und Mandel
- Fleisch: z. B. Schinken, Huhn, Rind, Gans und Schwein
- Milch, Milchprodukte und Ei: z. B. Hühnerei, Edamer, Speisequark und Chester
- Hülsenfrüchte: z. B. Sojabohnen, Linsen, Bohnen und Kichererbsen
- Fisch: z. B. Thunfisch, Kabeljau, Garnele und Lachs
- Getreideprodukte: z. B. Speisekleie, Haferflocken, Hirse und Dinkelmehl

Tryptophan unterstützt nach der Umwandlung in ein Molekül mit der Bezeichnung 5-HTP die Herstellung von Serotonin und Melatonin. Beide Hormone sind hinsichtlich der Qualität des Schlafs von Bedeutung. Zudem ist Serotonin ein maßgeblicher Faktor bei der Steuerung mehrerer Prozesse im Gehirn. Es trägt u. a. zur Aufhellung der Stimmung und zur Senkung panischer Reaktionen bei. Depressive Zustände und eine geringe Gedächtnis- sowie allgemeine Leistungsfähigkeit des Gehirns sind die Folge eines Serotonin-Mangels. Zu wenig Melatonin wiederum führt zur Verschlechterung der Schlafqualität, da die Entspannung später eintritt und der Einschlafprozess gestört wird.

Resveratrol

Resveratrol ist ein sekundärer Pflanzenstoff. So viel Potenzial ihm auch nachgesagt wird, mindestens genauso viele Fragen türmen sich rund um den Wirkstoff auf. Allerdings sind es Fragen auf hoher wissenschaftlicher Ebene, was Gutes zu bedeuten hat: Denn die Tatsache, dass die Wissenschaftler sich so stark mit dem Pflanzenstoff auseinandersetzen und es zahlreiche Indizien für dessen positive Wirkung gibt, legt nahe, dass etwas Wahres am Wirkstoff dran ist.

In der Pflanze, so viel ist bekannt, wirkt Resveratrol als Immunschutz. Es verhindert Infektionen der Weintraube durch Pilze und Viren. Im menschlichen Körper fungiert Resveratrol als Radikalfänger, auch Antioxidans genannt. Freie Radikale, die Gefäß- und Krebserkrankungen fördern, werden durch Resveratrol wirkungsvoll bekämpft. Hinweise, dass Resveratrol gegen Stress helfe, bestehen ebenfalls. Auch wenn die Anti-Stress-Wirkung als Beitrag zur Entspannung unklar ist, so bietet Resveratrol gesundheitliche Vorteile, die eine Aufnahme über die Nahrung nahelegen. Dies erfolgt verstärkt über folgende Lebensmittel:

- Weintrauben
- Erdnüsse
- Granatapfel

Tatsächlich geben nicht viele im Rahmen einer Diät geeignete Lebensmittel einen signifikanten Resveratrol-Gehalt her. Außerhalb der Diät überzeugen Schokolade und Rot- sowie Weißwein im Hinblick aufs Resveratrol.

Wussten Sie schon?

Es gibt das sogenannte „französische Paradoxon". Hiermit ist ein Phänomen gemeint, im Zuge dessen in Frankreich in den 90er

Jahren festgestellt wurde, dass in den ländlichen Regionen die Herzinfarkt-Rate wesentlich geringer war als im sonstigen Europa, obwohl die Leute viel Wein tranken und vereinzelt rauchten. Als Ursache für die angesichts des Lebensstils erstaunlich positive Gesundheit der Personen wurde Resveratrol, der im Rotwein reichhaltig vorhanden ist, ausgemacht.

Baldrian

Baldrian ist seit geraumer Zeit als Heilkraut bekannt. Die Inhaltsstoffe Valepotriate und Lignane optimieren die Verfügbarkeit des Botenstoffs GABA. Letzterer ist die Gamma-Aminobuttersäure, die als Neurotransmitter exakt jene Signale hemmt, die in Kombination mit Stress zutage treten. Im Schlaf wirkt es positiv auf das Wachstumshormon HGH. Zudem ist es mit bis zu 30 % der im Schlaf häufigste Neurotransmitter. Neben der Gamma-Aminobuttersäure fördert Baldrian die Konzentration von Adenosin, welches dem Körper u. a. den Zeitpunkt zum Einschlafen signalisiert.

Baldrian ist als Heilkraut in Apotheken erhältlich. Es ist nicht verschreibungspflichtig, wobei es sich dennoch empfiehlt, die Vorschläge zur Maximaldosierung einzuhalten. GABA ist als Supplement zusätzlich käuflich.

Ätherische Öle

Entspannende Mittel und Stoffe müssen nicht zwingend oral zu sich genommen werden. So erfreuen sich Entspannungsbäder und ätherische Öle zunehmender Beliebtheit bei Anwendern. Dabei sind es weniger die Studien, die sich mit einer Korrelation zwischen Anwendung der Öle und der entspannenden Wirkung schwertun, als vielmehr die jahrtausendelangen Traditionen, die die ätherischen Öle zur Nutzung nahelegen. Dabei besonders beliebt:

- Zedernholz
- Lavendel
- Majoran
- Kamille
- Bergamotte

Letztere ist eine Frucht, die nach traditionellen Überlieferungen aus dem Hauptanwendungsland Italien sogar die Durchblutung verbessern und den Stoffwechsel fördern soll. Letzten Endes lässt sich bezüglich der ätherischen Öle und ebenso der Entspannungs-bäder keine Wirkung zusichern. Die Komponente, die am meisten zur Entspannung beiträgt, ist mutmaßlich die Kulisse, die mit der Anwendung der Mittel einhergeht: Sie entschleunigen, lehnen sich zurück in der Badewanne oder bei Anwendung der Öle im Wohn-zimmer und lassen belastende Gedanken los, wobei Sie der wohl-tuende Duft unterstützt.

Zusammenfassung: Der Alltag und Lebensstil legen den Grundstein

Schlaf ist nicht nur das, was den Menschen im Bett liegend über-kommen soll. Vielmehr soll Schlaf Erholung bieten, von dem, was ihm dem gesamten Tag über begegnet: Gedanken, Sorgen, Äng-ste, Stress und Nöte. Kommt ein beschleunigter Lebensstil hinzu, der wenig Auszeit gönnt, dann ist ein Sammelsurium an Emotio-nen und Hormonausschüttungen gegeben, welches der für die Gesundheit essenziellen Nachtruhe im Wege steht. Doch es gibt einfache Mechanismen, mit denen sich die Nachtruhe sichern lässt. Ob Entspannungsübungen, natürliche Stoffe, eine gesunde Ernäh-rung oder weitere Erkenntnisse dieses Kapitels – Sie haben es in der Hand! Sie müssen sich lediglich auf die Methoden einlassen und werden sich mit längerer Praxis an diese gewöhnen. So wird Schritt für Schritt eine optimale Nachtruhe einkehren. Schlussend-lich ist die Erlangung von Entspannung ein Prozess, der, ebenso wie die Durchführung einer Diät, geübt werden muss ...

Schlussteil

Sowohl die Blitz-Diäten als auch die Nacht-Diät mit nachhaltigem Konzept funktionieren. Ebenso sind eine Vielzahl an Lebensmitteln, die als natürliche Fatburner bezeichnet werden, durchaus hilfreich. Entspannende Methoden, Mittel und Techniken zur Verbesserung der Schlafqualität haben ein unbestreitbares Potenzial.

Was am Ende entscheidet, ob die einzelnen Konzepte und Ratschläge zu der gewünschten Wirkung führen, ist die eigene Herangehensweise. Ohne ein Blatt vor den Mund zu nehmen, soll eingestanden werden, dass dieser Ratgeber zahlreiche Theorien und Wege thematisiert hat, die in der Öffentlichkeit und auch von Fachleuten angezweifelt werden. So gelten Blitz-Diäten unter Fachleuten fast schon als geächtet, ebenso wie mit den natürlichen Fatburner-Lebensmitteln sowie Entspannungstechniken von vielen Personen abgerechnet wird, die sich daran versucht haben, aber kläglich gescheitert sind. Am Ende maßt sich dieser Ratgeber dennoch die Erkenntnis an, dass all die thematisierten Wege und Mittel zum Abnehmen durchaus ihre Berechtigung haben. Der Schlüssel zu einer Wirksamkeit liegt in der bereits erwähnten Herangehensweise.

Greifen wir diesbezüglich zunächst die Blitz-Diäten auf: Sollten Sie erwarten, in einer Woche plötzlich Ihr Idealgewicht zu erreichen, dann sind die Erwartungen zu hoch angesetzt. Es sind – je nach Art der Diät – zwar bis zu 5 Kilogramm Gewichtsreduktion möglich, doch bei nüchterner Betrachtung dürfte klar sein, dass diese 5 Kilogramm keine Wunder bewirken können! Wenn Sie den Wunsch haben, für den Abiball Ihrer Tochter oder die nächste Betriebsfeier eine optisch deutliche Veränderung zu erreichen, dann müssen Sie in der Regel bereits drei bis sechs Monate vorher mit der Diät beginnen. Bitte betrachten Sie daher die Blitz-Diäten als das, was Sie sind: Ein effektives Mittel, um kleine Ergebnisse zu verbuchen! Je nach Ausgangsgewicht, können diese kleinen Ergebnisse aber bereits eine zufriedenstellende Wirkung erzielen. Es hängt eben vieles von Ihrer individuellen Situation und den persönlichen Erwartungen ab. Bedenken Sie dies, dann werden die in diesem Werk empfohlenen Blitz-Diäten Ihnen eines den Erwartungen gemäße oder gar die Erwartungen übertreffendes Mittel sein. Gleicher Sachverhalt trifft auf die natürlichen Fatburner zu: Passen Sie Ihre Erwartungen dem Potenzial der Lebensmittel an. Wenn irgendwann unter Beweis gestellt worden wäre, dass die Einnahme einer Grapefruit einem die komplette Diät abnimmt, dann gebe es wohl kaum übergewichtige Personen. Doch solch ein Potenzial hat kein Lebensmittel! Es handelt sich bei den natürlichen Lebensmitteln lediglich um eine Unterstützung der Diät. Doch wie es sprichwörtlich heißt: „Kleinvieh macht auch Mist." Wenn Sie auf eine präzise Einhaltung der Auflagen einer Blitz-Diät achten und auf die Hilfe der natürlichen Fatburner setzen, dann tun Sie schon das Bestmögliche, um in kurzer Zeit das Maximum an Gewicht zu verlieren. Mehr ist nicht möglich. Seien Sie weder zu streng zu sich noch zu den einzelnen Diäten.

Die Nacht-Diät weicht von den Blitz-Diäten durch ihre nachhaltige Ausrichtung mit ganzheitlichem Konzept ab. Hier reduzieren Sie Ihr Gewicht nicht schnell, aber profitieren dafür von einer dauerhaften Umstellung Ihrer Ernährungs- und Lebensweise. Denn letzten Endes meint der Begriff *Diät* – Sie erinnern sich womöglich noch an den entsprechenden Inhalt des ersten Kapitels – genau das: Die Lebensweise bzw. Lebensführung. Doch auch eine solche Nacht-Diät geht üblicherweise mit falschen Erwartungen seitens der praktizierenden Personen einher. So wird vereinzelt gehofft, über Nacht kämen jedes Mal aufs Neue beachtliche Weiterentwicklungen zustande. Nein: Diese Diät ist ein langfristiger Prozess, der sich mit der Verbesserung der Lebensqualität befasst. Dabei sind zentrale Ankerpunkte eine Umstellung der Ernährung sowie eine Verbesserung der Schlafqualität. Darunter fallen einzelne Aspekte wie die Auswahl der Lebensmittel, die Festlegung eines Kaloriendefizits, Maßnahmen zur Entspannung und Integration von Sport. Nicht all diese Dinge sind ein Muss, doch fokussiert die Nacht-Diät aus gutem Grund dieses ganzheitliche Konzept: Je ausgeglichener und umfangreicher ein Diätprogramm ist, umso besser lässt es sich Ihren Bedürfnissen anpassen und umso länger können Sie dieses ohne einen Abbruch in die Tat umsetzen. Hierzu haben Sie umfangreiche Anleitungen in den Kapiteln über die Nacht-Diät und in den Folgekapiteln erhalten – um die Diät aus einer Vielfalt an Möglichkeiten an sich anzupassen und individuell zu gestalten!

In den letzten Zeilen dieses Ratgebers erhalten Sie noch einen Tipp, falls Sie nach der Fülle an Möglichkeiten vor der Frage stehen, wo und wie Sie anfangen sollten: Wenn Sie nach einem langfristigen und die komplette Lebensqualität aufwertenden Konzept Ausschau halten, dann sollte die Wahl auf die Nacht-Diät fallen. Sind Sie unentschlossen, dann nutzt es, sich mit den schnellen Fortschritten einer Blitz-Diät bereits eine Vorab-Motivation abzuholen. Möchten Sie nach den ersten schnellen Fortschritten dranbleiben, so gibt es zwei Optionen: Entweder Sie wandeln eine der Blitz-Diäten zu einer langfristigen Diät um, was bei sämtlichen hier vorgestellten Konzepten möglich ist, oder aber Sie wechseln von der Blitz-Diät auf das Abnehmen über Nacht.

Der Spielball liegt nun bei Ihnen. Welchen Weg schlagen Sie ein?

Gratis-Bonusheft

Vielen Dank noch einmal für den Erwerb dieses Buches. Als zusätzliches Dankeschön erhalten Sie von mir ein E-Book, als Bonus und völlig gratis.

Der Bonus mit dem Titel „Volkskrankheiten natürlich abwehren" enthält nützliche Informationen darüber, wie man mit der richtigen Ernährung Krankheiten vorbeugen und auch heilen kann. Sie finden darin zahlreiche Informationen über Volkskrankheiten und wie Sie sich und Ihre Familie mit gesunder Ernährung davor schützen können.

Denn Volkskrankheiten, auch Zivilisationskrankheiten genannt, finden ihre Ursache meist in schlechter Ernährung. So erhöhen beispielsweise Industriefette, wie sie in Wurst oder auch in Pommes zu finden sind, das Depressions-Risiko um 48 %.

Insgesamt werden 34 verschiedene Krankheiten vorgestellt (darunter z. B. Alzheimer, Diabetes und Bluthochdruck). Sie erhalten die wichtigsten Informationen über die entsprechende Volkskrankheit, ihre Symptome, Hilfemöglichkeiten sowie Informationen zur gesunden Ernährung, um konkret dieser Krankheit vorzubeugen.

Sie können das Bonusheft folgendermaßen erhalten:

Um die geheime Download-Seite aufzurufen, öffnen Sie ein Browserfenster auf Ihrem Computer oder Smartphone und geben Sie Folgendes ein: bonus.helenawelter.com

Sie werden dann automatisch auf die Download-Seite geleitet.

Bitte beachten Sie, dass dieses Bonusheft nur für eine begrenzte Zeit zum Download verfügbar ist.

Quellen

Literaturquellen:

Frohn, B.: *Die Heilkraft der Olive*. Murnau a. Staffelsee: Mankau Verlag GmbH, 2012.

Kovács, Dr. Med. H.; Preuk, M.: *Jeder kann schlafen*. München: Südwest Verlag, 1998.

Pape, Dr. Med. D.; Cavelius, A.; Ilies, A.: *Schlank im Schlaf für Frauen*. München: Gräfe und Unzer Verlag GmbH, 2013.

Pape, Dr. Med. D.; Schwarz, Dr. Med. R.; Trunz-Carlisi, E.; Gillessen, H.: *Schlank im Schlaf für Berufstätige*. München: Gräfe und Unzer Verlag GmbH, 2009.

Stiftung Warentest: *Endlich schlafen – Der Ratgeber für einen erholsamen Schlaf*.

Zulley, Prof. Dr. J.: *Mein Buch vom guten Schlaf*. München: GOLDMANN Verlag, 2005.

Online-Quellen:

https://www.netdoktor.de/diaeten/abnehmen-die-gruende-5793.html

https://www.akademie-sport-gesundheit.de/magazin/10-gruende-warum-diaeten-scheitern-und-7-tipps-damit-sie-funktionieren.html

https://www.spiegel.de/wissenschaft/mensch/menschheitsgeschichte-das-experiment-sind-wir-a-1199596.html

https://www.medizinpopulaer.at/archiv/seele-sein/details/article/was-die-seele-krank-macht.html

https://medlexi.de/Sättigungsgefühl

https://www.dge.de/presse/pm/blitzdiaeten-bleiben-ohne-dauerhaften-erfolg/

https://www.brigitte.de/gesund/abnehmen/militaer-diaet--zur-traumfigur-gedrillt--11562770.html

https://www.desired.de/diaet/diaeten-im-test/militaer-diaet-bis-zu-5-kg-in-3-tagen-verlieren/

https://www.elle.de/gurken-diaet

https://www.brainperform.de/einfach-ungesaettigte-fettsaeuren/

https://www.merkur.de/leben/gesundheit/schnell-abnehmen-mit-intervallfasten-einer-woche-fuenf-kilo-verlieren-zr-8562462.html

https://www.focus.de/gesundheit/ernaehrung/abnehmen/diaetencheck/abspecken-als-typ-frage_aid_7270.html

https://www.verbraucherzentrale.de/wissen/lebensmittel/schlankheitsmittel-und-diaeten/stoffwechseldiaeten-6555

https://www.cogap.de/de/wissen/183/genetische-stoffwechsel-analyse

https://www.focus.de/gesundheit/ratgeber/diabetes/news/grapefruit-pflanzenstoff-wirkt-wie-medikament_aid_545409.html

https://www.imupro.at/blog/essen-und-trinken/die-grapefruit-positive-wirkungen-und-unerwunschte-nebenwirkungen/

https://flexikon.doccheck.com/de/Naringin

https://www.brain-effect.com/magazin/wie-wirkt-koffein-im-gehirn

https://www.ncbi.nlm.nih.gov/pubmed/20156466

https://www.efsa.europa.eu/de/efsajournal/pub/5239

https://www.scinexx.de/news/medizin/chili-diaet-gegen-uebergewicht/

https://www.fitforfun.de/gesundheit/mandeln-snack-dich-schlank_aid_13500.html

https://praxistipps.focus.de/mit-zitrone-abnehmen-und-fett-abbauen-so-gehts_104945

https://www.fitforfun.de/news/apfel-diaet-wunderwaffe-oder-ungesunder-trend-293340.html

https://www.aerztezeitung.de/Medizin/Wenn-Aepfel-Schmerzen-verursachen-dann-liegt-das-oft-an-einer-Fruktosemalabsorption-350924.html

https://www.gesundheit.gv.at/leben/ernaehrung/saisonkalender/mai/spinat

https://www.welt.de/gesundheit/article125667275/Spinat-Extrakt-hilft-gegen-Hungergefuehle.html

https://www.augsburger-allgemeine.de/wissenschaft/Gegen-den-Hunger-Spinat-Extrakt-macht-satt-id29158902.html

https://www.springlane.de/magazin/rezeptideen/spinat-rezepte/

https://www.ugb.de/exklusiv/fragen-service/foerdert-calcium-gewichtsabnahme/?calcium-kalzium

https://bessergesundleben.de/abnehmen-mit-sellerie/

https://www.gymondo.com/magazin/de/gesund-abnehmen/arti-schocken-heilpflanze-und-fatburner

https://www.gerstengras-natur.de/Gerstengras/Zubereitung

https://www.natur-kompendium.com/gerstengras/

https://www.klinikschoensicht.de/InfoWeb/erna2.htm

https://www.scinexx.de/news/medizin/oestrogen-als-appetit-zuegler/

https://focus-arztsuche.de/magazin/krankheiten/oestrogenman-gel-wie-er-sich-aeussert-und-beheben-laesst

https://www.drhuber.at/progesteron/

https://flexikon.doccheck.com/de/Akromegalie

https://www.pharmazeutische-zeitung.de/ausgabe-172011/schlechter-schlaf-stoert-den-stoffwechsel/

https://www.scinexx.de/news/medizin/wochenendschlaf-mehr-schaden-als-nutzen/

http://www.medizinfo.de/ernaehrung/abnehmen/gesund6.htm

https://www.verbraucherzentrale.de/wissen/lebensmittel/schlankheitsmittel-und-diaeten/glykaemischer-index-gi-und-gly-kaemische-last-gl-11176

https://www.drjacobsweg.eu/schluesselfunktion-von-insulin/

https://amp.focus.de/gesundheit/news/neue-studie-zeigt-gefluegel-ist-so-ungesund-wie-rotes-fleisch_id_10819610.html

https://www.deutsches-gefluegel.de/gesunde-ernaehrung

http://www.vitalstoff-lexikon.de/Aminosaeuren/Tryptophan/Lebensmittel.html

https://www.ncbi.nlm.nih.gov/pubmed/23388477

https://www.pharmazeutische-zeitung.de/ausgabe-292007/schluessel-fuer-ein-langes-leben/

https://www.zentrum-der-gesundheit.de/news/resveratrol-gegen-stress-und-aengste-190705083.html

https://www.brain-effect.com/magazin/gaba-schlaf

www.ingramcontent.com/pod-product-compliance
Lightning Source LLC
Chambersburg PA
CBHW070935030426
42336CB00014BA/2689